肿瘤放射治疗核心能力建设系列教材

供住院医师、专科医师、研究生等使用

中华医学会放射肿瘤治疗学分会　　组织编写
中国核学会近距离治疗与智慧放疗分会

射波刀精准放射治疗

总主编　王俊杰

主　编　王俊杰　张火俊

副主编　刘士新　伍　钢　徐本华　李　光

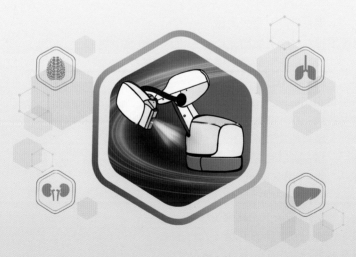

人民卫生出版社

·北　京·

图书在版编目（CIP）数据

射波刀精准放射治疗 / 王俊杰，张火俊主编. —北京：人民卫生出版社，2024.5
ISBN 978-7-117-36296-2

Ⅰ. ①射… Ⅱ. ①王… ②张… Ⅲ. ①肿瘤－放射治疗学 Ⅳ. ①R730.55

中国国家版本馆 CIP 数据核字（2024）第 089762 号

人卫智网	www.ipmph.com	医学教育、学术、考试、健康，购书智慧智能综合服务平台
人卫官网	www.pmph.com	人卫官方资讯发布平台

射波刀精准放射治疗

Shebodao Jingzhun Fangshe Zhiliao

主　　编：王俊杰　张火俊
出版发行：人民卫生出版社（中继线 010-59780011）
地　　址：北京市朝阳区潘家园南里 19 号
邮　　编：100021
E - mail：pmph @ pmph.com
购书热线：010-59787592　010-59787584　010-65264830
印　　刷：人卫印务（北京）有限公司
经　　销：新华书店
开　　本：710×1000　1/16　印张：11
字　　数：215 千字
版　　次：2024 年 5 月第 1 版
印　　次：2024 年 6 月第 1 次印刷
标准书号：ISBN 978-7-117-36296-2
定　　价：65.00 元

编委名单

主　编　王俊杰　张火俊

副主编　刘士新　伍　钢　徐本华　李　光

....

编　委 （按姓氏笔画排序）

王　皓　北京大学第三医院

王　强　徐州市肿瘤医院

王俊杰　北京大学第三医院

韦婷婷　广西中医药大学附属瑞康医院

邓秀文　北京大学第三医院

田素青　北京大学第三医院

吉　喆　北京大学第三医院

朱晓斐　海军军医大学第一附属医院

伍　钢　华中科技大学同济医学院附属协和医院

刘士新　吉林省肿瘤医院

江　萍　北京大学第三医院

孙　静　中国人民解放军总医院第五医学中心

李　光　中国医科大学附属第一医院

李　敏　北京大学第三医院

李　袤　北京大学第三医院

杨永净　吉林省肿瘤医院

肖　瑶　北京大学第三医院

邱　斌　北京大学第三医院

张火俊　海军军医大学第一附属医院

张建平　福建医科大学附属协和医院

张瑞光　华中科技大学同济医学院附属协和医院

陈　诚　福建医科大学附属协和医院

陈　意　北京大学第三医院

练祖平　广西中医药大学附属瑞康医院

赵宪芝　海军军医大学第一附属医院

段学章　中国人民解放军总医院第五医学中心

姜玉良　北京大学第三医院

徐　飞　北京大学第三医院

徐本华　福建医科大学附属协和医院

郭　峰　徐州市肿瘤医院

唐玲荣　中国医科大学附属第一医院

彭　冉　北京大学第三医院

韩骐蔓　北京大学第三医院

谢有科　广西中医药大学附属瑞康医院

肿瘤放射治疗核心能力建设系列教材
丛书编委会名单

顾　　问　于金明　申文江　刘友良

总 主 编　王俊杰

副 主 编　李晔雄　郎锦义　王绿化　李宝生

执行秘书　江　萍　吉　喆　邱　斌　王占英

编　　委（按姓氏笔画排序）

丁生苟	于　剑	门　阔	王　皓	王　颖	王小虎	王卫东
王若雨	王俊杰	王绿化	王颖杰	王攀峰	毛　凯	孔　琳
石　梅	石汉平	卢　洁	卢　铀	冯　梅	曲宝林	吕家华
伍　钢	刘士新	刘晓冬	刘锐锋	江庆华	祁振宇	孙　丽
孙丽娟	孙时斌	李　光	李　勇	李　涛	李宝生	李晔雄
李高峰	杨永净	肖绍文	吴松波	吴瀚峰	何　侠	张　珂
张　南	张　盛	张　寅	张火俊	张秋宁	张福泉	张德康
陈晓钟	林　勤	林承光	易俊林	金　风	金献测	郑颖娟
郎锦义	赵　充	胡伟刚	胡德胜	俞　伟	徐本华	章　真
曾昭冲	谢丛华	谢聪颖	蔡博宁	樊锐太	潘绵顺	戴相昆

丛书序

随着我国人口老龄化进程加速，肿瘤发病率呈逐年上升趋势，根据官方统计，每年约有 460 万人罹患恶性肿瘤。恶性肿瘤已经成为严重威胁国人健康的主要疾病。现阶段，肿瘤治疗主要包括三大技术手段：手术、放疗和化疗。根据世界卫生组织统计，肿瘤患者中约 70% 需要借助放疗达到根治、姑息治疗目的，或需配合手术行术前、术后放疗。

自伦琴发现 X 线、居里夫人发现放射性元素镭后，利用射线治疗肿瘤成为人类抗击肿瘤的有效手段。射线治疗肿瘤包括外照射和内照射两大类。外照射就是利用各种仪器设备产生的高能 X 线通过人体外进入体内，对肿瘤细胞进行杀伤；内照射又叫近距离治疗，其原理是利用各种影像引导技术将放射性核素植入到肿瘤体内或附近，通过放射性核素释放低能伽玛射线，对肿瘤细胞进行灭活。历时 120 年的发展，放疗已经成为独立的临床学科体系。

由于计算机技术的进步、设备研发水平的提高、集成能力的加强，放疗技术不断更新，涌现出三维适形放疗、调强放疗、影像引导下放疗等全新的照射技术，疗程进一步缩短，治疗精度和效率大幅度提高，放疗专业已经全面进入精确和精准时代，在皮肤癌、鼻咽癌、喉癌、早期肺癌、肝癌、前列腺癌、宫颈癌等病种治疗方面已达到与外科相媲美的效果，催生出了放射外科、立体定向放疗、放疗消融、近距离消融、介入放疗等全新的领域，极大地丰富和发展了传统放疗内涵。

由于放疗技术更新日新月异，国内尚没有一套全面系统介绍放疗先进技术、放疗与其他治疗结合的标准化丛书，因此，中华医学会放射肿瘤治疗学分会、中国核学会近距离治疗与智慧放疗分会组织全国来自 26 个省市的从事放疗专业的 200 多位知名专家学者，编写了这套《肿瘤放射治疗核心能力建设系列教材》，该套丛书旨在进一步向国内同行介绍放疗领域的新技术、新疗法和新理念，缩小地区之间、医院之间、医生之间的差距，实现我国放疗专业的标准化、同质化和高质量学科发展，造福更多的肿瘤患者，为健康中国战略的实施作出应有的贡献。

丛书主要面向放疗科住院医师、主治医师和硕士、博士研究生，充分考虑住院医师规范化培训、各级医师阶段考试和晋升等，结合我国具体的疾病特点、技术特色和临床实践要求，深入浅出、图文并茂、言简意赅、条理清晰，侧重临床逻辑思维、逻辑分析和临床解决实际问题能力建设。由于本套丛书涉及面广，参与专家众多且对放疗的理解、实践难免存在一定差距，难免存在谬误之处，还望各位放疗同行批评指正，以便进一步完善。

王俊杰

《肿瘤放射治疗核心能力建设系列教材》总主编

中华医学会放射肿瘤治疗学分会第十届主任委员

中国核学会近距离治疗与智慧放疗分会理事长

2024 年 3 月

序 1

放疗在肿瘤治疗中的地位越来越重要，主要是由于设备与技术的进步，放射物理、放射生物和临床放疗水平的迅速发展和提高。

射波刀（cyberknife）是先进的全身立体定向放疗设备。治疗时射线束准确追踪治疗的目标靶区，使得射线束集中于病灶部位，有利于给病灶提供致死剂量，完全消灭病灶中的细胞，达到根治的目的。同时边缘剂量陡然下降，达到保护目标靶区周围正常组织不受射线损伤的目的。临床上对放射线不敏感的肿瘤，体内紧邻危及器官的肿瘤，射波刀都能给予相应治疗，扩大了放疗的适应证，可对许多良、恶性疾病进行治疗。

射波刀治疗的各个环节步骤，标记定位、制订计划、靶区勾画、验证剂量、实施治疗、随访观察，均对技术水平具有极高的要求。正因如此，至今放疗领域中还没有射波刀治疗相关的专业书籍，更没有规范指南或共识问世。

王俊杰教授邀集国内应用射波刀有经验的专家，共同编写了《射波刀精准放射治疗》一书。全书涵盖了射波刀在临床适应证中疗效显著的病种，包括原发与转移肿瘤，重点介绍治疗各病种的技术流程、靶区勾画、剂量分割模式及临床疗效等，详细讨论了射波刀在临床应用的技术要点，为读者提供必要的射波刀临床应用经验，并总结了射波刀治疗注意事项。全书涵盖了作者丰富的临床实践体会，是开展射波刀临床治疗有价值的参考书，也可作为临床立体定向体部放疗的工具书。

本书无疑是放疗专业领域的一大贡献。作者中不乏年轻一代放疗专家，尽管以鼎足之力编写本书，但随着学科的发展尚有进步空间，希望得到广大同仁的指正，使得射波刀在国内有更好的提高和发展。

感谢主编及各位作者给予我写序之荣幸。

申文江

北京大学医学部终身名誉教授

2024 年 1 月

序 2

　　1951 年瑞典 Lars Leksell 博士研发出用于治疗颅内肿瘤的头部伽玛刀，并提出了立体定向放射外科的概念，开启了放疗进入外科的新里程。20 世纪 80 年代，我国研发出具有国际先进水平的体部伽玛刀，将放射外科的理念由神经系统肿瘤推广到全身各系统实体肿瘤治疗，极大程度地发展和丰富了放射外科治疗技术和理念，为放射外科技术发展作出了突出贡献。

　　射波刀是在加速器基础上，通过机器人辅助系统和影像追踪功能来实现治疗全身各部位肿瘤，利用多角度、多方位、非共面照射技术，大大提升了肿瘤放疗的适形度，减少肿瘤周围正常组织的损伤，与此同时，通过实时影像追踪系统实现运动器官肿瘤的跟踪打击，克服了运动器官肿瘤脱靶的临床难题，打破了肿瘤放疗周期长、副反应发生率高的现状，为肿瘤放疗全面进入外科时代奠定了坚实的基础。

　　射波刀进入中国后，近三十年时间中，中国学者在这一领域积累了大量和丰富的临床经验，如何将这一肿瘤放疗消融技术普及和推广？王俊杰教授组织全国放疗学界从事射波刀治疗的权威专家，编写了这本关于射波刀的临床应用指导。全书 11 个章节，全面系统地描述了各系统肿瘤射波刀治疗的适应证、技术流程、技术要点、最新研究进展和注意事项，内容新颖，实战性强，条理清晰，语言简练，便于掌握，对新开展射波刀治疗的中心或初学者具有十分重要的指导作用，助力实现射波刀治疗的标准化、均质化和同质化发展，造福更多肿瘤患者。希望国内广大放疗学界的同仁，积极开展临床多中心研究，将这样的技术更多地引入国内和国外指南，整体提升我国放疗科研和临床水平。

郎锦义

中华医学会放射肿瘤治疗学分会第九届主任委员

2024 年 1 月

序 3

As the inventor of the cyberknife radiosurgical system, and in turn the field of image-guided radiation, I am honored to write this preface to *Cyberknife Precise Radioablative Treatment*. Over the past decade, China has modernized at a phenomenal pace and witnessed tremendous improvements within its healthcare system, especially in making available ever more sophisticated medical technology to patients. Extrapolating from such progress, it is reasonable to expect that China will start to lead the world in many technical, research and clinical domains. In this regard, it seems appropriate that a monograph reporting on image-guided radiation's most recent cutting-edge clinical applications should now emerge from China, drawing upon the enormous clinical experience of the past two decades.By being the first to enable very accurate non-invasive stereotactic radiation therapy (SRT) for tumors anywhere in the body, the cyberknife robotic radiosurgery system pioneered the field of image-guided irradiation. Moreover, in a first among all radiation machines (beginning as far back as 2000), the cyberknife uniquely facilitates the precise targeting of anatomic locations affected by breathing, utilizing a technology referred to as synchrony respiration tracking. This technology harnesses the ability of robots to dynamically compensate for the partially cyclic respiratory induced motion that inevitably occurs during tumor irradiation. Real time image-guided "intra-fraction" tracking proves to be similarly important for accurately treating more sessile lesions involving the prostate and spine, which tend to move more solely through voluntary and involuntary patients' movements. Because of its sophisticated technical capabilities, it is not surprising that many renowned hospitals across China have chosen to acquire a cyberknife.The publication of this book is likely to expand the understanding and influence of cyberknife radiosurgery throughout China. In particularly, this monograph and the clinical experiences it summarizes, can serve as an invaluable reference for any cancer center interested in cyberknife radiosurgery, or even other forms of precision image-guided radiation therapy. Most importantly this book can and should benefit the countless patients who I expect to get treated with the cyberknife throughout the years to come.I'm deeply grateful to all the authors and editors of this book. Their love for both their patients and their chosen discipline of medicine is clearly illustrated within. This collective effort at publishing will surely help to advance the world's fight against cancer.

John R. Adler, Jr., MD

February 28, 2024

前　言

1951 年瑞典神经外科医生 Lars Leksell 博士提出立体定向放射外科（stereotactic radiosurgery，SRS）概念，设计出立体定向头部固定支架，利用 260 个 ^{60}Co 射线源旋转照射的立体定向放射外科装置，对颅内肿瘤和部分良性病灶进行大分割、短疗程放疗，开创了人类历史上放射外科治疗肿瘤的新时代。

1985 年，美国神经外科医生 John Adler 博士研发出一种无框放射外科系统。1990 年 Accuray 公司成立，研发出基于直线加速器的立体定向放射外科系统，命名为射波刀（cyberknife，CK）。将立体定向放射外科从颅内肿瘤治疗推广到全身各系统肿瘤的治疗，催生了全新的治疗概念——立体定向体部放疗（stereotactic body radiotherapy，SBRT）和立体定向体部消融放疗（stereotactic body ablative radiotherapy，SABR），改变了过去肿瘤放疗周期长、副反应发生率高的治疗瓶颈，取得了非常好的临床疗效，得到了临床放疗专家、外科专家和内科专家的广泛认可。

鉴于目前国内尚没有一部关于射波刀临床应用的指导书籍，特组织全国射波刀治疗领域权威专家编写了《射波刀精准放射治疗》一书，本书着重从临床实战角度入手，结合循证医学数据，对各系统肿瘤射波刀治疗的适应证选择、标准化技术流程、剂量分割模式、副反应评价标准以及目前射波刀治疗肿瘤的研究结果，进行全面系统的介绍，重点强调临床实践中的可操作性、可重复性和质量管控，采用图文并茂、简明扼要、提纲挈领的方式进行介绍，便于本科生、住院医师、主治医师、进修医生等参考、学习和使用，实现射波刀治疗的标准化、均质化和同质化发展，造福更多肿瘤患者。由于时间和各单位开展工作的局限，难免挂一漏万，敬请广大放疗同仁批评指正，在未来的再版中进行补充和完善。

王俊杰

北京大学第三医院肿瘤放疗科主任

中华医学会放射肿瘤治疗学分会第十届主任委员

中国核学会近距离治疗与智慧放疗分会理事长

2024 年 1 月

目 录

第一章

脑胶质瘤射波刀治疗

第一节 概　　述

　　胶质母细胞瘤（glioblastoma multiforme，GBM）是最常见的原发恶性脑肿瘤，是所有癌症中最具侵袭性的肿瘤之一。胶质母细胞瘤约占所有脑肿瘤的15%，主要发生在45～70岁的成年人中。该疾病常表现为快速进展，预后差。通常在诊断后15个月或更短时间内死亡，长期生存者非常少。常规治疗方法是最大范围安全切除后加放疗联合替莫唑胺化疗。但这种肿瘤在大多数患者中会复发，预后不良，因此研究治疗这种疾病的创新方法至关重要。

　　立体定向放射外科（stereotactic radiosurgery，SRS）是一种新兴的放疗方法，它利用高精度外照射放疗技术来实现肿瘤内部剂量提升，同时最大限度地减少对相邻正常结构的损伤，在胶质母细胞瘤治疗中具有广阔的应用前景。

第二节　适应证及禁忌证

一、适应证

1. 原发性脑胶质母细胞瘤射波刀治疗适应证

（1）患者年龄为18岁或以上，经过病理学检查证实为幕上脑胶质母细胞瘤。

（2）之前没有接受头颅放疗。

（3）Karnofsky评分（KPS）为60分或以上。

（4）预期寿命为3个月或以上。

（5）肿瘤在任意方向上的最大直径不超过40mm。

2. 复发性脑胶质母细胞瘤射波刀治疗适应证

（1）常规放射治疗（简称"放疗"）加替莫唑胺后进展的复发性脑胶质母细胞瘤患者。

（2）肿瘤的最大直径小于40mm，并且距离肿瘤至剂量限制性关键结构至少5～10mm的患者。

（3）复发性脑胶质母细胞瘤中射波刀治疗的患者预期寿命为3个月或以上。

二、禁忌证

对于姑息性治疗的患者,可以适当放宽标准,以下情况为相对禁忌证。

1. 不能平卧或无法保持要求的体位一定时间的患者。

2. 严重脑水肿。

3. 未控制的感染。

4. 一般情况不佳,恶病质。

5. 放疗剂量超过脑部正常耐受剂量。

6. 肿瘤起源于脑干或位于相邻视神经交叉区(5mm 内)的患者。

第三节 治疗前准备

1. **详细询问病史** 患者的现病史、既往史,目前的身体一般状况、体重以及脑水肿情况。

2. **一般检查** 包括血常规、肝肾功能、电解质、凝血功能、尿常规、便常规、心电图等。

3. **影像学检查** 包括脑增强磁共振成像(magnetic resonance imaging,MRI)和胸部 X 线片。

4. **病理** 必要时对颅内病灶再次活检以充分了解肿瘤的分子病理特征,以及进行基因检测。

第四节 技 术 流 程

一、定位

1. **准备** 根据患者的病情和治疗计划,选择合适的体位固定方式。

2. **固定方式** 常用的固定方式有面网和颈肩网,同时要求体部真空垫固定。

3. **金标** 确定患者的体位后,选择合适的体位固定模具,并在固定体位前贴好金标。

4. **扫描** 固定好患者的体位后,进行扫描(图 1-1)。

5. **扫描参数** 扫描层厚:头部为1mm 左右,其他部位根据需要确定。扫描范围:一般较大,包括肿瘤区域上

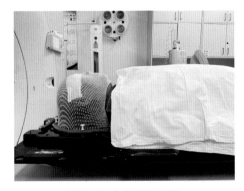

图 1-1 患者体位固定

下 150mm。扫描条件：扫描参数应当达到 300 毫安秒（mAs）以上，以确保重建图像质量清晰。

MRI 扫描：颅内立体定向放疗首选 MRI 扫描。MRI 扫描应当具有薄层扫描（1～2mm）功能，并且需要与定位 CT 图像进行配准，以便于确定肿瘤在三维空间上的精确位置。MRI 扫描应当包括 T_1 加权和 T_2 加权扫描，以便于对组织和肿瘤进行准确的识别和定位。同时，MRI 扫描时需要注意金属物的干扰，以避免影响图像质量和精度。

6. **扫描结束** 去除体位固定模具，安全放下患者，并进行必要的治疗前准备工作。

二、治疗计划制订和优化

1. **图像导入** 将患者的扫描图像导入到射波刀计划系统中。

2. **射束** 根据肿瘤的位置、大小、形态和周围组织结构等因素，确定射束的数量、方向、强度和持续时间等参数。

3. **计划** 优化治疗计划，以达到最佳的治疗效果和最小的副作用风险。

三、治疗执行

1. **计划传输** 将治疗计划传输到射波刀设备中，进行治疗执行。

2. **出束** 根据治疗计划的设定，精确定位肿瘤，发射射束进行治疗。

3. **监测** 在治疗过程中，监测患者的生命体征，出现不良反应及时采取对症处理措施。

四、随访和评估

治疗后定期进行随访和评估，以了解患者的治疗效果和生活质量。

1. **随访** 内容包括影像学检查、血液检查等，评估治疗效果和副作用。

2. **评估** 对患者的身体状况和生活质量进行综合评估，并制订相应的随访和管理计划。

第五节 靶 区 勾 画

基于框架的固定方法是单次放射外科最常用的技术，它利用三维图像的信息来定位肿瘤和实施照射，具有较高的精确性。分次放疗通常是在患者仰卧固定面罩中进行。在许多机构中，大体肿瘤体积（gross tumor volume，GTV）被定义为 MRI T_1 对比增强区域，边缘最小或没有边缘。临床靶区（clinical target volume，CTV）=GTV。对于框架系统，计划靶区（planning target volume，PTV）=CTV，但 PTV 扩展的设置余量通常需要综合考虑。然而，回顾性数据表明，当目标体积中包含 MRI T_2 FLAIR 异常或使用 0.5～1cm 的较大边缘时，局部控制得到改善。研究表明，MRI 引导靶区勾画可以提高肿瘤局部控制率。目前尚不清楚这是否会转化为生存益处，因此仍需要更多的研究来确定最佳的治疗方案，提高照射剂量时，毒性反应可接受（图 1-2）。

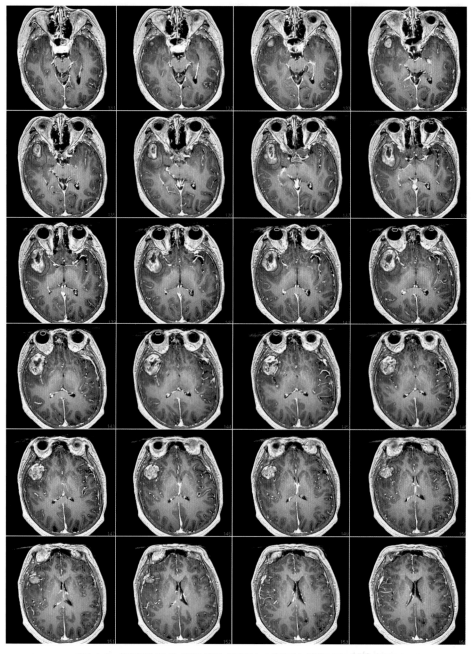

图 1-2　复发性脑胶质母细胞瘤射波刀靶区勾画（MRI 融合后）

第六节　剂量分割模式

一、靶区剂量定义

复发性脑胶质母细胞瘤常见分割剂量见表 1-1。针对复发性脑胶质母细胞瘤，分次放射外科治疗或大分割放疗，如 30～35Gy，分 5～15 分次（Fraction，F）是常见的治疗方式，两种方式的有效性并没有明显的差异。然而，肿瘤剂量并不能准确预测治疗效果，因为放疗的效果受到多种因素的影响。此外，采用 SRS 的放疗剂量可能会导致放射性坏死发生率较高，一项研究显示，约 30% 接受 SRS 治疗的患者发生放射性坏死。

表 1-1　脑胶质母细胞瘤靶区剂量推荐

肿瘤大小 /mm	SRS 剂量 /Gy
≤20	24
21～30	18
31～40	15

注：数据来源于 RTOG（美国放射肿瘤协会）90-05。SRS，立体定向放射外科。

二、危及器官剂量限值

常见危及器官剂量限值见表 1-2。

表 1-2　危及器官剂量限值

危及器官	超过阈值的最大体积 /cm³	1F		3F		5F		终点（>2 级）
		阈值剂量 /Gy	最大点剂量 /Gy	阈值剂量 /Gy	最大点剂量 /Gy	阈值剂量 /Gy	最大点剂量 /Gy	
视觉通路	<0.2	8	10	15.3	17.4	23	25	神经炎
耳蜗			9		17.1		25	听力丧失
脑干	<0.5	10	15	18	23.1	23	31	颅内病变
脊髓（含延髓）	<0.35	10	14	18	21.9	23	30	神经病变
				12.3		14.5		脊髓炎

注：F，分次。

第七节　临 床 疗 效

射波刀为治疗颅内肿瘤疾病提供了安全、有效的治疗方法，目前已经被广泛应用于颅内各种良、恶性肿瘤，见表 1-3 及表 1-4。近年来，一些研究开始评估使用贝伐珠单抗作为单独的补救治疗，或将再照射和辅助贝伐珠单抗联合使用的效果。贝伐珠单抗是一种靶向治疗药物，可与肿瘤细胞表面的特定受体结合，抑制肿瘤生长和扩散。证据表明，这些治疗方法可以提高复发性脑胶质母细胞瘤的治疗效果和生存率。但是，具体的治疗方案需要根据患者的具体情况进行制订，并在专业医生的指导下进行治疗。

表 1-3　原发性脑胶质母细胞瘤 SRS 治疗结果

作者	病例数	治疗模式	生存率	中位生存期
Sarkaria	115	54～60Gy RT+6～20Gy SRS	2 年 OS：45% KPS≥70 分患者 2 年 OS：51% KPS<70 分患者 2 年 OS：0	NR
Gannett	30	44～62Gy RT+0.5～18Gy SRS	1 年 DSS：57% 2 年 DSS：25%	13.9 个月
Masciopinto	31	RT+15～35Gy SRS	1 年 OS：37%	9.5 个月
Mehta	31	54Gy RT+15～30Gy SRS	1 年 OS：38% 2 年 OS：28%	42 周
Nwokedi	33 例单独 RT；31 例 RT+SRS	28～80（中位数 59.7）Gy RT+10～28（中位数 7.1）Gy SRS	所有患者： 1 年 OS：67% 2 年 OS：40% 3 年 OS：26%	单独 RT：13 个月 RT+SRS：25 个月
Balducci	41	59.4Gy 或 50.4Gy RT+10 或 19Gy SRS	2 年 OS：63%	30 个月
Cardinale	9	44 Gy RT+36 Gy SRS	NR	16 个月
Omuro	40	6×6Gy 或 6×4Gy SRS+替莫唑胺+贝伐珠单抗	1 年 OS：93%	19 个月

注：RT，放疗；SRS，立体定向放射外科；OS，总生存期；KPS，Karnofsky 评分；NR，无报告；DSS，疾病特异性生存期。

表 1-4　复发性脑胶质母细胞瘤 SRS 治疗结果

作者	病例	治疗模式	SRS 后生存期	中位生存期 / 月
Shrieve	86	13Gy（中位数）SRS	1 年：45% 2 年：19%	10.2
Vandermark	19	20～30Gy SRS	1 年：26% 2 年：16%	9.3（1.9～77.6+）

续表

作者	病例	治疗模式	SRS 后生存期	中位生存期 / 月
Lederman	9	单独 SRS：平均剂量 19.2Gy 分次 SRS+ 紫杉醇：24Gy/4F	单独 SRS 1 年：11% SRS+ 紫杉醇 1 年：50%	单独 SRS：6.3 SRS+ 紫杉醇：14.2
Combs	32	10～20Gy（平均剂量 15Gy）	6 个月：72% 1 年：38%	10
Fogh	147	28～80Gy（3.5Gy/F，平均剂量 35Gy）	NR	11
Hudes	20	24Gy/3F 30Gy/3F 35Gy/3.5F	1 年 OS：20%	20
Lederman	88	紫杉醇治疗后放疗 4 周（平均剂量 6Gy）	1 年：17% 2 年：3.4%	7
Minniti	54	30Gy/6F SRS+ 替莫唑胺	1 年：53% 2 年：10%	12.4

注：SRS，立体定向放射外科；F，分次；OS，总生存期；NR，无报告。

　　射波刀是一种可以准确定位术后残留或复发肿瘤的治疗方法。通过单次或分次给予病灶较高剂量，可以使得靶区外剂量下降，发挥放射物理学剂量分布的优点，并符合放射生物学原则。因此，射波刀成为目前治疗恶性胶质瘤的可尝试方法之一。RTOG 1205 试验采用了重复外照射（35Gy，分 10F）加或不加贝伐珠单抗治疗复发性脑胶质母细胞瘤患者。该试验发现，大分割再次放疗可以改善无进展生存期（7.1 个月 *vs.* 3.8 个月），但未能改善总生存期。另一项单中心试验纳入了 35 例复发性高级别脑胶质瘤患者，比较了含贝伐珠单抗化疗联合或不联合分次放射外科治疗（32Gy，分 4F）的治疗效果。该试验发现，随机分至再次放疗组的患者无进展生存期有所改善，总生存期有获益趋势但未达统计学意义（7.2 个月 *vs.* 4.8 个月，$P=0.11$）。相对于神经外科显微手术而言，射波刀的无创特点更加符合人性化、微侵袭的现代临床医学理念。相信随着立体放射外科的发展完善，肿瘤综合性治疗理念的不断深化，射波刀作为目前最先进的立体放射外科设备必将发挥出更大的作用。

第八节　注意事项

　　在治疗过程中，需要密切关注患者的生命体征和疼痛等情况，并及时采取措施处理，以确保治疗的安全性和有效性。

一、急性副反应

指 1 周～6 个月内出现的副反应。

1. **眼眶**　眶周水肿，抬高头部和热敷可缓解。
2. **感染**　浅表皮肤感染风险 <1%。
3. **皮肤**　治疗浅表病变后的脱发和皮肤变化。
4. **疲劳**　多为轻度疲劳。
5. **水肿**　水肿可引起神经系统症状。

二、迟发副反应（>6 个月）

指 >6 个月出现的副反应。

1. **放射性坏死**　SRS 后症状性脑坏死的总体发生率为 5%；通常使用类固醇可消退，严重时可手术干预。
2. **内分泌异常**　如垂体功能低下。
3. **神经功能障碍**　颅底肿瘤治疗后的脑神经功能障碍。
4. **罕见副作用**　如记忆障碍和海绵状血管畸形。

三、海马保护

根据病灶位置个体化实行海马剂量限制，以最大限度减少可能对海马造成的放射性损伤。

四、脱水治疗原则

1. **血管源性水肿**　对于有症状的瘤周血管源性水肿患者，推荐使用糖皮质激素治疗。地塞米松因为相对缺乏盐皮质激素活性，所以常用于这类疾病。

2. **重度脑水肿**　常规地塞米松起始方案是首先给予 10mg 负荷剂量，然后一次 4mg、一日 4 次或者一次 8mg、一日 2 次。轻至中度症状的患者可使用较低剂量。为尽量减少并发症，后续剂量应调整到控制瘤周水肿所需的最低可行剂量。应充分重视预防和治疗糖皮质激素治疗的潜在并发症。贝伐珠单抗有助于减轻类固醇难治或有重度类固醇并发症患者的瘤周水肿。对于颅内压明显增高的患者，在等待糖皮质激素起效期间必要时需要外科治疗。

五、随访

根据美国国立综合癌症网络（National Comprehensive Cancer Network，NCCN）指南推荐，治疗后 4～12 周进行 MRI 检查，随后在前两年每 2～3 个月检查一次。

（田素青　姜玉良　邱　斌）

推荐阅读文献

[1] BALDUCCI M, APICELLA G, MANFRIDA S, et al. Single-arm phase II study of conformal radiation therapy and temozolomide plus fractionated stereotactic conformal boost in high-grade gliomas: final report. Strahlenther Onkol, 2010, 186 (10): 558-564.

[2] BERGMAN D, MODH A, SCHULTZ L, et al. Randomized prospective trial of fractionated stereotactic radiosurgery with chemotherapy versus chemotherapy alone for bevacizumab-resistant high-grade glioma. J Neurooncol, 2020, 148 (2): 353-361.

[3] CARDINALE R M, SCHMIDT-ULLRICH R K, BENEDICT S H, et al. Accelerated radiotherapy regimen for malignant gliomas using stereotactic concomitant boosts for dose escalation. Radiat Oncol Investig, 1998, 6 (4): 175-181.

[4] COMBS S E, WIDMER V, THILMANN C, et al. Stereotactic radiosurgery (SRS): treatment option for recurrent glioblastoma multiforme (GBM). Cancer, 2005, 104 (10): 2168-2173.

[5] FOGH S E, ANDREWS D W, GLASS J, et al. Hypofractionated stereotactic radiation therapy: an effective therapy for recurrent high-grade gliomas. J Clin Oncol, 2010, 28 (18): 3048-3053.

[6] GANNETT D, STEA B, LULU B, et al. Stereotactic radiosurgery as an adjunct to surgery and external beam radiotherapy in the treatment of patients with malignant gliomas. Int J Radiat Oncol Biol Phys, 1995, 33 (2): 461-468.

[7] HUDES R S, CORN B W, WERNER-WASIK M, et al. A phase I dose escalation study of hypofractionated stereotactic radiotherapy as salvage therapy for persistent or recurrent malignant glioma. Int J Radiat Oncol Biol Phys, 1999, 43 (2): 293-298.

[8] LEDERMAN G, ARBIT E, ODAIMI M, et al. Recurrent glioblastoma multiforme: potential benefits using fractionated stereotactic radiotherapy and concurrent taxol. Stereotact Funct Neurosurg, 1997, 69 (1-4 Pt 2): 162-174.

[9] LEDERMAN G, WRONSKI M, ARBIT E, et al. Treatment of recurrent glioblastoma multiforme using fractionated stereotactic radiosurgery and concurrent paclitaxel. Am J Clin Oncol, 2000, 23 (2): 155-159.

[10] MASCIOPINTO J E, LEVIN A B, MEHTA M P, et al. Stereotactic radiosurgery for glioblastoma: a final report of 31 patients. J Neurosurg, 1995, 82 (4): 530-535.

[11] MEHTA M P, MASCIOPINTO J, ROZENTAL J, et al. Stereotactic radiosurgery for glioblastoma multiforme: report of a prospective study evaluating prognostic factors and analyzing long-term survival advantage. Int J Radiat Oncol Biol Phys, 1994, 30 (3): 541-549.

[12] MINNITI G, SCARINGI C, DE SANCTIS V, et al. Hypofractionated stereotactic radiotherapy and continuous low dose temozolomide in patients with recurrent or progressive malignant gliomas. J Neurooncol, 2013, 111 (2): 187-194.

[13] NWOKEDI E C, DIBIASE S J, JABBOUR S, et al. Gamma knife stereotactic radiosurgery for patients with glioblastoma multiforme. Neurosurgery, 2002, 50(1): 41-47.

[14] OMURO A, BEAL K, GUTIN P, et al. Phase II study of bevacizumab, temozolomide, and hypofractionated stereotactic radiotherapy for newly diagnosed glioblastoma. Clin Cancer Res, 2014, 20(19): 5023-5031.

[15] SARKARIA J N, MEHTA M P, LOEFFLER J S, et al. Radiosurgery in the initial management of malignant gliomas: survival comparison with the RTOG recursive partitioning analysis. Int J Radiat Oncol Biol Phys, 1995, 32(4): 931-941.

[16] SHAW E, SCOTT C, SOUHAMI L, et al. Single dose radiosurgical treatment of recurrent previously irradiated primary brain tumors and brain metastases: final report of RTOG protocol 90-05. Int J Radiat Oncol Biol Phys, 2000, 47(2): 291-298.

[17] SHRIEVE D C, ALEXANDER E 3rd, WEN P Y, et al. Comparison of stereotactic radiosurgery and brachytherapy in the treatment of recurrent glioblastoma multiforme. Neurosurgery, 1995, 36(2): 275-284.

[18] TSAO M N, MEHTA M P, WHELAN T J, et al. The American Society for Therapeutic Radiology and Oncology(ASTRO)evidence-based review of the role of radiosurgery for malignant glioma. Int J Radiat Oncol Biol Phys, 2005, 63(1): 47-55.

[19] TSIEN C, PUGH S, DICKER A P, et al. Randomized phase II trial of re-irradiation and concurrent bevacizumab versus bevacizumab alone as treatment for recurrent glioblastoma (NRG Oncology/RTOG 1205): initial outcomes and RT plan quality report.Int J Radiat Oncol Biol Phys, 2019, 105(1): S78.

[20] VORDERMARK D, KOLBL O, RUPRECHT K, et al. Hypofractionated stereotactic re-irradiation: treatment option in recurrent malignant glioma. BMC Cancer, 2005, 5(1): 55.

第二章

脑转移瘤射波刀治疗

第一节　概　　述

脑转移瘤是最常见的中枢神经系统继发性肿瘤。在肿瘤转移部位中，脑转移发生率仅次于肝脏和肺，是肿瘤易于转移的部位。文献报道 10%～30% 的肿瘤患者可发生脑转移，尸检脑转移发生率高达 50%。肺癌、乳腺癌、肾癌和黑色素瘤是最常见的发生脑转移的原发恶性肿瘤。近年来随着肿瘤患者生存期延长和磁共振成像（magnetic resonance imaging，MRI）检查的常规应用，脑转移的发生率及检出率明显增高，脑转移已成为肿瘤治疗失败的主要原因之一。

脑转移的预后较差，一般中位生存时间仅有 6～12 个月。影响脑转移患者的预后因素较多，包括患者的年龄和身体一般状况、脑转移病灶的个数及体积，颅外病灶控制情况也是脑转移患者预后的重要影响因素。对通过预后因素筛选出的某些脑转移患者给予积极的治疗，仍可获得远超预期的生存时间。

脑转移瘤的治疗原则在于改善症状、延长生存时间和提高生活质量。脑转移瘤的治疗手段分为手术切除、放疗、药物（包含化疗、靶向和免疫药物治疗）及对症支持治疗。随着放疗技术和设备的不断进步，能够保留神经系统器官与功能的放疗在临床应用越来越多。其中，包含射波刀在内的立体定向放射外科（single-fraction stereotactic radiosurgery，SRS）和分次立体定向放疗（fractionated stereotactic radiosurgery，FSRS），已经成为分级预后系统（graded prognostic assessment，GPA）评分较高的脑转移瘤的标准治疗方案。

第二节　适应证及禁忌证

射波刀可用于治疗影像学可见的各种脑转移瘤。包括脑转移发生概率高的肺癌、乳腺癌，以及对常规分割放疗呈现放射抗拒的黑色素瘤、肾癌等。射波刀能够实现照射靶区边缘剂量陡然下降，因此射波刀原则上可以治疗颅内任何位置的脑转移瘤，如位于大脑半球、小脑半球，甚至能够在保障安全的前提下，对位于脑干的脑转移瘤实施治疗。

一、适应证

1. 单发或多发脑转移瘤　射波刀治疗对于脑转移瘤个数没有严格的限制。不适合手术或者拒绝手术的单发脑转移瘤,接受射波刀治疗同样能取得良好疗效;包括射波刀在内的 SRS/FSRS 治疗较全脑放疗(whole brain radiotherapy,WBRT)更具生存优势,且能减少认知功能障碍发生概率和程度;多项研究结果表明,≥5 个甚至≥10 个病灶的多发脑转移瘤应用包括射波刀在内的 SRS/FSRS 的局部控制率,并不劣于病灶数量有限(≤4 个)的脑转移瘤,基于射波刀开展的 SRS/FSRS 和 WBRT 都是≥5 个多发病灶脑转移瘤可选择的治疗手段。

2. 直径≤4cm,边界清晰　射波刀治疗脑转移瘤时,需要考虑单个脑转移病灶体积和所有脑转移病灶累积的总体积。根据美国放射肿瘤协会(RTOG 90-05)报告,随着脑转移病灶体积(直径)增加,相同照射剂量导致的放射性脑损伤的比例明显增加,因此射波刀更适合治疗病灶体积较小且边界清晰的脑转移瘤。射波刀治疗直径≤3cm 的脑转移瘤时,照射剂量分布更加均匀,半影区陡降可以保证靶区边缘剂量分布更加"锐利"。当脑转移瘤直径在 3～4cm 时,应考虑降低照射剂量以保证射波刀治疗的安全性。当脑转移瘤直径>4cm 时应首选手术切除。一些研究表明,FSRS 可以改善体积较大脑转移瘤的颅内局部控制率或是降低毒性,较 SRS 获益更大。多项研究认为,脑转移累积体积可能是包括射波刀在内的 SRS/FSRS 的独立预后因素。

3. 手术后辅助治疗　手术切除脑转移病灶联合术后辅助放疗的局部控制率明显优于单纯手术治疗。与术后辅助 WBRT 相比,术后包括射波刀在内的 SRS/FSRS 辅助治疗取得了相同生存获益,并显著降低了包括认知功能障碍在内的神经毒副反应;且由于术后瘤床靶区形状复杂,因此对脑转移病灶手术切除后辅助放疗优先推荐射波刀治疗。

4. 全脑照射后的剂量提升　WBRT 能使多发脑转移瘤患者的生存期延长,并能防止或延迟颅内出现新转移病灶。但 WBRT 可带来包括认知功能障碍在内的一系列神经毒副反应,还由于剂量限制性神经毒性导致 WBRT 放射剂量无法有效提升,而出现放疗疗效欠佳和复发。包括射波刀在内的 SRS/FSRS 为WBRT 后残留病灶的补量照射,以及复发后的挽救治疗提供了有效手段。

5. 患者一般状态 Karnofsky 评分(KPS)≥70 分;ECOG 评分 0～1 分;预计生存期≥3 个月。

二、禁忌证

1. 广泛转移,如脑脊膜广泛转移。

2. 一般情况差,预计生存期<3 个月。

3. 颅内压增高,伴意识不清楚,中线移位超过 1cm。

4. 任何不稳定或活动期的合并症,包括活动性的感染、控制不佳的中重度高血压、不稳定型心绞痛、充血性心力衰竭、肝肾疾病或代谢病,无法耐受射波刀治疗的患者。

第三节　治疗前准备

一、治疗前检查评估

1. **病史采集**　脑转移瘤可发生在肿瘤病程中的任何时间,表现出相应的神经症状与体征。一般呈亚急性起病,病程较短,病情进行性加重。

脑转移临床表现有颅内压增高、局灶性症状、精神症状及脑膜刺激症状。多发脑转移、黑色素瘤脑转移常伴有癫痫发作;黑色素瘤脑转移易造成脑膜转移和蛛网膜下腔出血;肺癌、肾癌脑转移瘤常出现瘤内出血。

2. **常规检查**　体格检查(包括神经系统检查、血压)、血常规、肝肾功能、肿瘤标志物、GPA 评分、KPS 等。

3. **影像学检查**　CT 及 MRI 扫描是脑转移瘤常规影像学检查。

CT 平扫图像常表现为:脑转移瘤位于灰白质交界区,呈低或等密度肿块影,内可见出血;“小病灶,大水肿”为脑转移瘤的特征。CT 增强扫描图像可见脑转移肿块呈块状、结节状或环形强化。

MRI 扫描图像常表现为:脑转移瘤在 T_1 序列上呈低、等信号,在 T_2 序列及 FLAIR 序列上呈高信号(黑色素瘤、出血表现为低信号)。MRI 增强扫描图像可见脑转移肿块呈明显块状、结节状或环形强化,且强化环通常呈圆或类圆形,厚薄不均匀,强化不均匀,内壁不光整而外壁光滑。

二、治疗前患者宣教工作

包括确保患者了解射波刀治疗基本原理及简单治疗流程,帮助患者克服紧张情绪;患者应剪短发等必要的治疗前准备。

三、治疗前设备质控

质控内容是对射波刀设备进行校准和测试,包括小野输出因子检测、TLS 追踪系统与治疗床一致性检测、X 线影像中心与基准中心偏差检测、集成系统 AQA、E2E 测试和校正等,测试结果需满足要求。

第四节　技　术　流　程

技术流程见图 2-1。

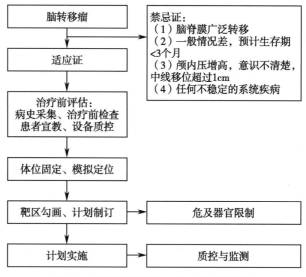

图 2-1 脑转移瘤射波刀治疗技术流程图

一、体位固定

射波刀治疗体位采用仰卧位，头部热塑面罩固定，联合真空垫固定体位。

二、模拟定位

采用 CT 模拟定位技术，选用高分辨率 CT 扫描程序，CT 扫描范围从颅顶到第 2 颈椎下缘水平，层厚 1.0～1.5mm，轴位，增强扫描。

因 CT 扫描图像难以识别肿瘤边界，需要层厚 1.0～1.5mm MRI 增强扫描，采用 CT-MRI 图像融合技术与 CT 扫描图像进行刚性融合配准勾画靶区。MRI 扫描范围从颅顶到第 2 颈椎下缘，层厚为 1.0～1.5mm，轴位，增强扫描，分别扫描 T_1 增强序列、T_2 序列、FLAIR 序列，采用标准延迟时间。脑转移瘤在 MRI 增强扫描图像上明显强化，边界清晰。将 CT 图像与 MRI 图像融合。

第五节 靶 区 勾 画

一、大体肿瘤体积

层厚 1.0～1.5mm MRI 增强扫描与 CT 定位扫描图像进行刚性图像融合配准，在 MRI T_1 增强序列图像上勾画的异常强化区域定义为大体肿瘤体积（gross tumor volume，GTV）。为更好地显示脑转移瘤切除瘤腔，可在 MRI T_2 序列图像上勾画靶区，由于术后发生软脑膜转移的概率较高，应考虑将术前接触的硬脑膜及手术路径纳入靶区中。

通常 CT 和 MRI 图像显示的脑转移瘤范围是一致的。由于 MRI 组织分辨率更高，有时显示的脑转移灶范围大于 CT 图像所见，还能发现更多的较小转移病灶，便于更好确定靶区。如果脑转移灶邻近重要功能区或者重要器官，则可以参考 CT 增强图像勾画靶区，如果肿瘤周围无重要结构或器官，应根据 MRI T_1 增强序列图像勾画靶区。

二、临床靶区

不同于高级别胶质瘤浸润性生长方式，脑转移瘤通常具有比较明确的边界。在 T_1 增强序列的 MRI 扫描图像上，强化的边缘等同于肿瘤的边界，因此在脑转移瘤靶区勾画时一般不需要外扩临床靶区（clinical target volume，CTV）。但脑转移瘤术后靶区勾画需要外扩 2～3mm 作为 CTV。

三、计划靶区

由于脑解剖特征及 SRS/FSRS 疗程短等特点，射波刀治疗时计划靶区（planning target volume，PTV）不需考虑治疗中器官运动及靶区变化，仅需要关注射波刀治疗的系统误差和摆位误差。一般需要根据脑转移瘤靶区相关信息（转移灶大小及邻近危及器官等）、所采用的体位固定装置、固定技术、文献报道数据并结合本单位实际情况确定 PTV 靶区外放边界。文献报道 PTV 外扩均小于 2mm（图 2-2、图 2-3）。

四、危及器官

此外还需要勾画脑干、视神经、垂体等作为危及器官（organ at risk，OAR）进行剂量限制。

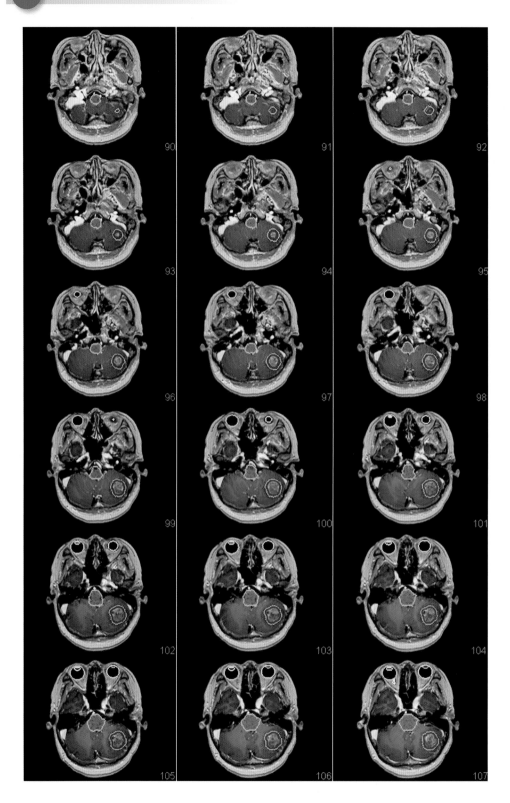

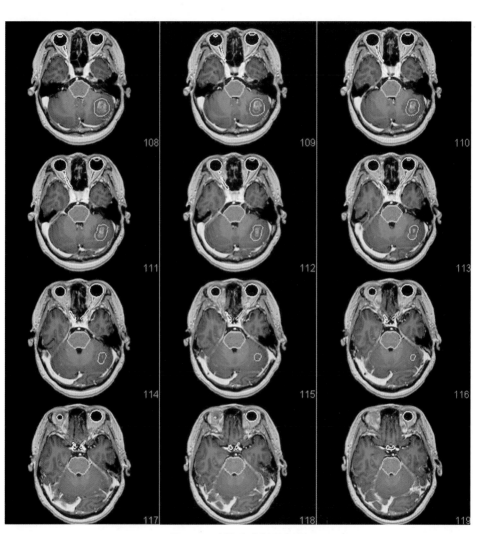

图 2-2 脑转移瘤靶区勾画

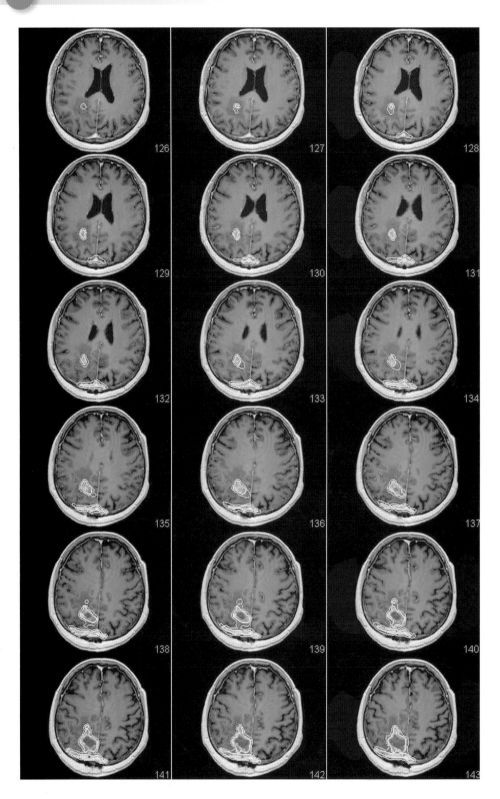

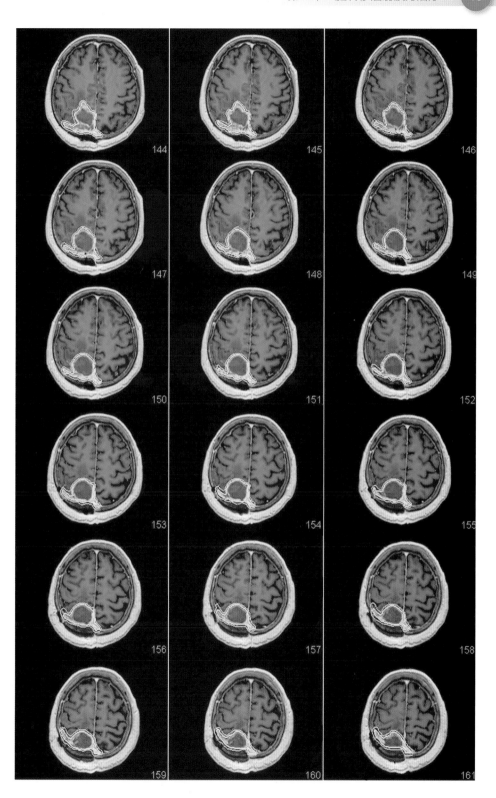

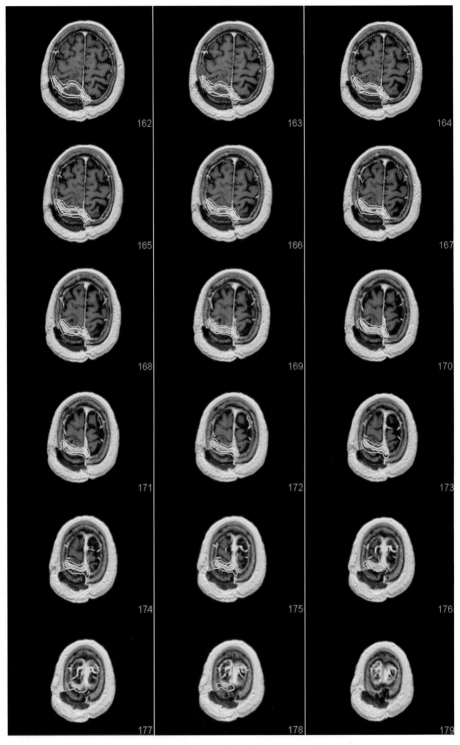

图 2-3　脑转移瘤术后靶区勾画

第六节　剂量分割模式

射波刀治疗剂量分割模式分为 SRS 和 FSRS。对于转移灶直径≥2cm 的脑转移瘤，美国国立综合癌症网络（national comprehensive cancer network，NCCN）指南推荐采用 FSRS 剂量分割模式，其疗效和安全性均优于 SRS。文献报道，采用 FSRS 治疗转移灶直径≤1cm 的脑转移瘤时，颅内局部控制率和放射性脑坏死发生率与转移灶直径>1cm 的脑转移瘤均无显著差异。从放射生物学的角度讲，FSRS 更适合治疗下述脑转移瘤：①幕下脑转移瘤；②邻近或位于危及器官的脑转移瘤；③体积相对偏大的脑转移瘤；④曾经接受过常规剂量分割放疗的复发脑转移瘤。

一、SRS 剂量分割模式

根据 RTOG 90-05 研究数据，NCCN 指南推荐对大小不同的脑转移瘤采用不同剂量的 SRS 治疗。建议射波刀 SRS 剂量分割模式参考 RTOG 90-05 研究数据（表 2-1）。

表 2-1　射波刀 SRS 剂量分割模式推荐

转移瘤直径 /cm	转移瘤体积 /cm³	处方剂量 /Gy	BED/Gy
≤2.0	≤5	21~24	65.1~81.6
2.1~3.0	5<体积≤15	18~21	50.4~65.1
3.1~4.0	15<体积≤30	15~18	37.5~50.4

注：SRS，立体定向放射外科；BED，生物等效剂量。

二、FSRS 剂量分割模式

临床影响 FSRS 剂量分割模式的因素较多，包括脑转移瘤体积、数量、部位、病理类型，以及既往照射剂量和方式、脑水肿程度、患者状况等。剂量爬坡研究发现，5 分次 FSRS 处方剂量≥30Gy 组患者颅内局部控制率明显提高；回顾性研究认为，射波刀采用 35Gy/5F 的剂量分割模式似乎是安全的，而>40Gy/5F 的剂量分割模式可导致神经毒性风险增高。NCCN 指南对直径>2cm 的脑转移瘤推荐的 FSRS 剂量分割模式为 27Gy/3F 和 30Gy/5F。

射波刀治疗脑转移瘤的剂量分割模式，还需要根据转移灶位置（尤其是位于脑干等部位）、是否有放疗既往史等因素综合考虑。对于术后辅助治疗、复发或是加量放疗的脑转移患者，则在上述基础上根据具体情况酌情修正。

三、危及器官剂量限制

脑干、视神经、垂体等危及器官剂量限制见表 2-2。

表 2-2　射波刀治疗正常组织限量

器官名称	分割体积	照射方式	观测终点	剂量或剂量体积	发生率 /%	备注
脑	全体积	单次	放射性脑坏死	$V_{12Gy}<5\sim10cm^3$	<20	当 $V_{12Gy}>5\sim10cm^3$,发病率急剧升高
脑干	全体积	单次	脑神经病变或坏死	Dmax<12.5Gy	<5	听神经瘤患者
视神经 /视交叉	全体积	单次	视神经病变	Dmax<12Gy(推荐<8Gy)	<10	
脊髓	部分体积	单次	放射性脊髓炎	Dmax=13Gy	1	局部脊髓横断面受照
	部分体积	分割	放射性脊髓炎	Dmax=20Gy	1	3 个分次,局部脊髓横断面受照
耳蜗	全体积	单次	感觉 - 神经性听觉丧失	Dmax<14Gy	<25	有用听力
	全体积	分割	感觉 - 神经性听觉丧失	Dmax<30Gy	<25	3~7Gy/F

注:F,分次。

四、射波刀治疗计划设计

射波刀治疗计划要求:处方剂量覆盖至少 95% 的 PTV,适形指数≤1.2,梯度指数(50%~100% 等剂量线之间)<2cm;治疗计划基于容积剂量进行分析,包括靶区和正常组织结构的剂量容积直方图、靶区剂量适形指数、梯度指数、均匀度、线束数及治疗时间。

五、计划实施及质控

1. **分次**　选择脑转移瘤患者射波刀治疗计划和确定分次。
2. **验证**　验证脑转移瘤患者射波刀治疗数据。
3. **固定**　固定脑转移患者射波刀治疗体位。
4. **调整**　目测调整射波刀治疗床。

使用默认 X 线参数,确认实时 X 线影像和数字重建影像(digitally reconstructured radiograph,DRR)中颅骨解剖标志和其他标志之间的目测定位情况(图 2-4)。通过目测方式平移治疗床调整患者治疗位置。

5. **优化射波刀实时 X 线参数**　分析影像详细信息,并与影像历史选项卡中的影像进行质量比较。评估与目测调整治疗床阶段拍摄的最后一幅影像质量和亮度错误值，确定是否需要调整优化实时射线参数，以便在治疗过程中观察、识别和追踪（图2-5）。

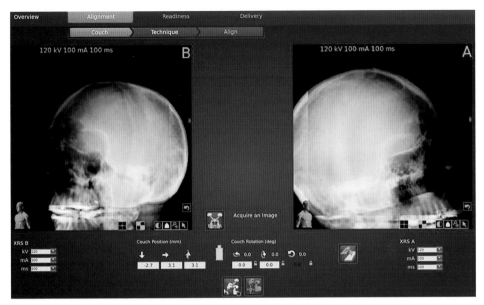

图2-4　目测X线影像和DRR调整射波刀治疗床

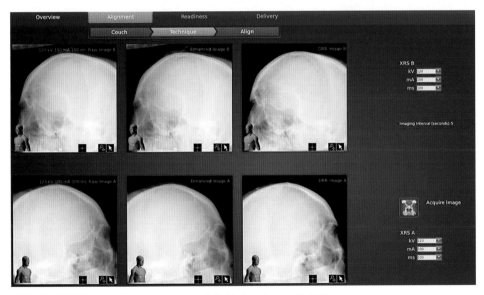

图2-5　优化射波刀实时X线参数

　　6. **配准算法指导患者定位**　优化实时X线参数后，实时X线影像与DRR完成自动关联，六维颅骨追踪算法确定追踪的特征，并计算实时X线影像与DRR之间的偏移。偏移值表示定位后治疗床应该移动的距离。

（1）实时 X 线影像与 DRR 重叠：追踪算法计算出两种影像之间的偏移，偏移被发送至治疗机械臂。

（2）监测和调整算法参数：当获取或关联影像时，计算值显示在调节阈值的滑动条左侧。如果某参数值超过其阈值，会在滑动条周围显示一个橙色框。通过移动滑动条可以改变算法参数阈值，完成后续治疗（图 2-6）。

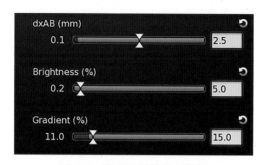

图 2-6　监测和调整算法参数

（3）调整治疗床：根据需要移动治疗床，可以使用自动患者定位控件自动移动治疗床（图 2-7）。

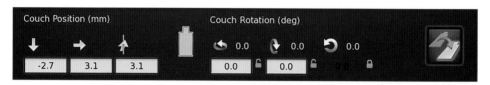

图 2-7　调整治疗床

（4）治疗：检查治疗输出是否就绪后开始治疗，并监测治疗输出。

第七节　临 床 疗 效

射波刀治疗脑转移瘤的前瞻性研究较少，绝大多数研究数据中与伽玛刀未做区分。局部无复发率似乎优于全脑放疗（WBRT），中位生存期不劣于 WBRT，见表 2-3。

表 2-3　射波刀治疗脑转移瘤临床疗效

作者及年份	设计	病例数	技术	局部无复发率	P 值	中位生存期 / 月	P 值
Rusthoven 等，2020	回顾性	710（SRS）	SRS	—	—	6.5	0.030 0
		2194（WBRT）	WBRT			5.2	
Kayama 等，2018	Ⅲ期	137（手术 +SRS）	SRS	—	—	15.6	0.027 0
		134（手术 +WBRT）	WBRT			15.6	

续表

作者及年份	设计	病例数	技术	局部无复发率	P值	中位生存期/月	P值
Mahajan 等，2017	Ⅲ期	68（观察组）	SRS	1年43%	0.015	18.0	0.240 0
		64（SRS）		1年72%		17.0	
Yamamoto 等，2014	前瞻性	455（1个肿瘤）	SRS	—	—	13.9	
		531（2～4个肿瘤）				10.8	0.000 4
		208（5～10个肿瘤）				10.8	0.780 0

注：SRS，立体定向放射外科；WBRT，全脑放疗。

第八节　注意事项

一、不良反应

1. **脑水肿**　射波刀治疗脑转移瘤最常见的并发症，射波刀治疗引起的脑水肿与靶区体积、照射剂量及其剂量分割模式密切相关。脑水肿面积不大且患者没有明显神经功能障碍时，可密切观察随访；若水肿面积较大，或患者出现明显神经功能障碍时，则需要使用甘露醇脱水剂、类固醇激素和神经营养药物对症治疗；少数患者脑水肿严重，出现脑疝且用药无效时，应考虑开颅手术减压治疗。

2. **脑神经损伤**　采用射波刀治疗颅底脑转移瘤时需要避免造成脑神经损伤。脑神经损伤与受照射的神经长度及照射剂量有关，由于位于脑转移瘤周围的脑神经长时间受压迫，其放射耐受程度更低，因此在设计射波刀治疗计划时必须给予充分考虑。

3. **放射性脑坏死**　射波刀治疗脑转移瘤最严重的并发症，其原因可能与血管内皮细胞损伤及自身免疫反应有关。放射性脑坏死的发生与射波刀治疗的照射剂量及靶区体积等因素有关，文献报道脑 V_{25Gy}（≥16cm³）、V_{30Gy}（≥10cm³）是发生有症状放射性脑坏死的危险因素。此外曾经进行过放疗和分子靶向药物治疗，都会诱导放射性脑坏死的出现。放射性脑坏死很难在影像学上与射波刀治疗后未控或复发鉴别，目前主要依靠弥散加权成像（diffusion weighted imaging，DWI）、灌注加权成像（perfusion weighted imaging，PWI）和磁共振波谱成像（magnetic resonance spectroscopy，MRS）等 MRI 功能影像及正电子发射断层扫描（positron emission tomography，PET）影像来区别。

二、治疗过程中安全措施

1. **心电监护**　对高颅压，或有心脑血管疾病等潜在死亡风险的患者，应使用心电监护系统。

2. **测试**　通过"演示模式"对可能发生碰撞的患者体位进行测试，测试患者是否存在潜在的碰撞风险。

3. **防碰撞**　若射波刀处于手动操作模式，设备软件定义的安全区失效，应密切观察并防止患者及医务人员与设备发生碰撞。

三、治疗流程中质控措施

1. **垫片**　使用热缩膜固定体位时，应根据需要使用垫片，防止治疗时热缩膜收缩变紧。

2. **配准**　采用 MRI 模拟定位，尽可能使用相同层厚的 CT 与 MRI 扫描图像进行配准，以确保靶区勾画的准确性。

3. **限光筒**　在治疗计划设计中，如使用到 5 mm 的限光筒，尽量选择"FIXED"以增加小野的准确性。在多发脑转移瘤计划设计中，应该据病灶大小选择"公用"或"专用"限光筒以提高治疗效率。

4. **修正**　在图像配准后，应尽量用治疗床修正误差，以增加配准的准确性。

（李　光　唐玲荣　李　敏　姜玉良）

推荐阅读文献

[1] BROWN P D, BALLMAN K V, CERHAN J H, et al. Postoperative stereotactic radiosurgery compared with whole brain radiotherapy for resected metastatic brain disease（NCCTG N107C/CEC.3）: a multicenter, randomized, controlled, phase 3 trial. Lancet Oncol, 2017, 18（8）: 1049-1060.

[2] CHLOÉ R, ALEXIS V, JEAN-BAPTISTE G, et al. Brain metastases from non-small cell lung carcinoma: Changing concepts for improving patients'outcome. Crit Rev Oncol Hematol, 2017, 116: 32-37.

[3] DANIEL C, ALLISON M, PAUL C, et al. Incidence and prognosis of patients with brain metastases at diagnosis of systemic malignancy: a population-based study.Neuro Oncol, 2017, 19（11）: 1511-1521.

[4] JONATHAN W, LISCHALK E O, SEAN C, et al. Five-fraction stereotactic radiosurgery（SRS）for single inoperable high-risk non-small cell lung cancer（NSCLC）brain metastases. Radiat Oncol, 2015, 10: 216.

[5] JOSEPH M K, JACOB A M, RUPESH K, et al. The risk of radiation necrosis following stereotactic radiosurgery with concurrent systemic therapies. J Neurooncol, 2017, 133（2）: 357-368.

[6] KAYAMA T, SATO S, SAKURADA K, et al. Effects of surgery with salvage stereotactic radiosurgery versus surgery with whole-brain radiation therapy in patients with one to four brain metastases（JCOG0504）: a phase Ⅲ, noninferiority, randomized controlled trial. J Clin Oncol, 2018: JCO2018786186.

[7] KRISTIN J R, ANTONIO S, LAURA F, et al. Stereotactic radiosurgery for post-operative metastatic surgical cavities: a critical review and International Society of Stereotactic Radiosurgery（ISRS）practice guidelines. Int J Radiat Oncol Biol Phys, 2021, 111（1）: 68-80.

[8] MAHAJAN A, AHMED S, MCALEER M F, et al. Post-operative stereotactic radiosurgery versus observation for completely resected brain metastases: a single-centre, randomised, controlled, phase 3 trial. Lancet Oncol, 2017, 18 (8): 1040-1048.

[9] MARTIN K, RICCARDO S, UFUK A, et al. Adjuvant whole-brain radiotherapy versus observation after radiosurgery or surgical resection of one to three cerebral metastases: results of the EORTC 22952-26001 study. J Clin Oncol, 2011, 29 (2): 134-141.

[10] MASAAKI Y, TORU S, TAKASHI S, et al. Stereotactic radiosurgery for patients with multiple brain metastases (JLGK0901): a multi-institutional prospective observational study. Lancet Oncol, 2014, 15 (4): 387-395.

[11] MICHAEL Y, OSBERT Z, THOMAS K, et al. Outcomes of hypofractionated stereotactic radiotherapy for small and moderate-sized brain metastases: a single-institution analysis. Front Oncol, 2022, 12: 869572.

[12] NEAL A, WILLIAM K, LIBERTY B, et al. Dosimetric predictors of symptomatic radiation necrosis after five fraction radiosurgery for brain metastases. Radiother Oncol, 2020, 156 (2): 181-187.

[13] PAUL D B, KARLA V B, JANE H C, et al. Postoperative stereotactic radiosurgery compared with whole brain radiotherapy for resected metastatic brain disease (NCCTG N107C/CEC-3): a multicenter, randomized, controlled, phase 3 trial. Lancet Oncol, 2017, 18 (8): 1049-1060.

[14] RUSTHOVEN C G, YAMAMOTO M, BERNHARDT D, et al. Evaluation of first-line radiosurgery vs whole-brain radiotherapy for small cell lung cancer brain metastases: the FIRE-SCLC cohort study. JAMA Oncol, 2020, 6 (7): 1028-1037.

[15] SHAW E, SCOTT C, SOUHAMI L, et al. Single dose radiosurgical treatment of recurrent previously irradiated primary brain tumors and brain metastases: final report of RTOG protocol 90-05. Int J Radiat Oncol Biol Phys, 2000, 47 (2): 291-298.

[16] SOPHIE H A E, ASTRID D V, MARION S, et al. Brain metastases: the role of clinical imaging. Br J Radiol, 2022, 95 (1130): 20210944.

[17] SO-YEON P, NOORIE C, NA J, et al. Frameless immobilization system with roll correction for stereotactic radiosurgery of intracranial brain metastases. J Radiat Res, 2021, 62 (6): 1015-1021.

[18] STEN M, JOHN H, HANY S, et al. Hypofractionated stereotactic radiation therapy for intact brain metastases in 5 daily fractions: effect of dose on treatment response. Int J Radiat Oncol Biol Phys, 2022, 112 (2): 342-350.

[19] TADASHI S, RYOSUKE M, TETSURO T, et al. Linac-based fractionated stereotactic radiotherapy with a micro-multileaf collimator for brainstem metastasis. World Neurosurg, 2019, 132: e680-e686.

[20] VILLA S, WEBER D, GRAUS F, et al. Validation of the new graded prognostic assessment scale for brain metastases: a multicenter prospective study. Radiat Oncol, 2011, 2 (6): 23.

[21] YAMAMOTO M, SERIZAWA T, SHUTO T, et al. Stereotactic radiosurgery for patients with multiple brain metastases (JLGK0901): a multi-institutional prospective observational study. Lancet Oncol, 2014, 15 (4): 387-395.

[22] YOMO S, HAYASHI M, NICHOLSON C, et al. A prospective pilot study of two-session Gamma knife surgery for large metastatic brain tumors. J Neurooncol. 2012, 109 (1): 159-165.

第三章

早期肺癌射波刀治疗

第一节 概　　述

肺癌是世界上最常见的恶性肿瘤之一，5 年生存率平均 15%～17%，死亡率在各类肿瘤中位居第一。近年来随着影像学技术的发展和大众保健意识的增强，肺癌的早期检出率明显提高。手术切除是早期肺癌的首选治疗方式，而对于不能耐受手术和因种种原因拒绝手术的患者，立体定向放疗则是另一标准治疗选择。

射波刀（cyberknife，CK）是一种新型的全身立体定向放疗设备，它将直线加速器、机器人技术和肿瘤实时追踪技术完美地结合在一起，在图像引导系统的实时监控下，使用大剂量、低分割模式对肿瘤实施精准消融治疗。

2014 年欧洲肿瘤内科学会（ESMO）指南指出，不适宜手术或拒绝手术治疗的肺癌患者，推荐行射波刀治疗。2014 年美国国立综合癌症网络（National Comprehensive Cancer Network，NCCN）指南也同样指出，因医学原因不能手术或拒绝手术的肺癌患者，可行包括射波刀在内的根治性放疗。

作为放疗利器之一，射波刀不仅可作为部分早期肿瘤的根治性治疗手段，同样也可作为肿瘤综合治疗方案中的重要一环。

第二节 分　　期

分期是指导肺癌预后及治疗的重要依据，最新采用美国癌症联合委员会（AJCC）第 8 版分期（2017 年 1 月 1 日起执行），见表 3-1。

表 3-1　AJCC 第 8 版肺癌分期

原发肿瘤（T）分期		区域淋巴结（N）分期		远处转移（M）分期	
T_X	原发肿瘤大小无法测量；或痰脱落细胞、支气管冲洗液中找到癌细胞，但影像学检查和支气管镜检查未发现原发肿瘤	N_X	淋巴结转移情况无法判断	M_X	无法评价有无远处转移
T_0	没有原发肿瘤的证据	N_0	无区域淋巴结转移	M_0	无远处转移

原发肿瘤(T)分期		区域淋巴结(N)分期		远处转移(M)分期	
T_{is}	原位癌				
T_{1a}	原发肿瘤最大径≤1cm，局限于肺和脏胸膜内，未累及主支气管；或局限于管壁的肿瘤，不论大小	N_1	同侧支气管或肺门淋巴结转移	M_{1a}	单发转移灶原发肿瘤对侧肺叶出现卫星结节；胸膜播散（恶性胸腔积液、心包积液或胸膜结节）
T_{1b}	原发肿瘤最大径>1cm，≤2cm，其他同T_{1a}			M_{1b}	有远处转移（肺/胸膜外）
T_{1c}	原发肿瘤最大径>2cm，≤3cm			M_{1c}	多发转移灶，其余同M_{1b}
T_{2a}	原发肿瘤最大径>3cm，≤4cm；或具有以下任一种情况：累及主支气管但未及距隆突；累及脏胸膜；伴有部分或全肺的阻塞性肺炎或肺不张	N_2	同侧纵隔和/或隆突下淋巴结转移		
T_{2b}	肿瘤最大径>4cm，≤5cm；其他同T_{2a}				
T_3	肿瘤最大径>5cm，≤7cm，或具有以下任一种情况：累及胸壁（包括壁胸膜和肺上沟瘤）、膈神经、心包壁；原发肿瘤同一肺叶出现卫星结节	N_3	对侧纵隔和/或对侧肺门和/或同侧或对侧前斜角肌或锁骨上区淋巴结转移		
T_4	肿瘤最大径>7cm，或侵犯下列结构之一：横膈膜、纵隔、心脏、大血管、气管、喉返神经、食管、隆突或椎体；原发肿瘤同侧不同肺叶出现卫星结节				

第三节　病理学诊断

一、获得病理学诊断的主要方法

1. **细胞学检查**　痰脱落细胞学检查，胸腔积液细胞学检查。
2. **内镜检查**　支气管镜、胸腔镜、纵隔镜。

3. **穿刺活检** 经皮肺穿刺活检、淋巴结穿刺活检、骨活检。

4. **手术取材** 术中或术后病理检查。

二、肺癌的病理分类

肺癌病理类型大体分为非小细胞肺癌（non-small cell lung cancer，NSCLC）和小细胞肺癌（small cell lung cancer，SCLC）。NSCLC 约占 80%，SCLC 约占 20%。NSCLC 中，鳞癌约占 30%，腺癌约占 60%，大细胞癌占 7%～9%，腺鳞癌占 1%～3%。随着肺癌分子病理研究进展，肺癌病理分型不断细化，目前世界卫生组织（WHO）的具体病理分类见表 3-2。

表 3-2 2021 年 WHO 肺癌组织病理分类

组织学分型和亚型	ICD-10 代码	组织学分型和亚型	ICD-10 代码
上皮源性肿瘤		鳞癌	
腺癌		鳞状细胞癌，非特指型	8070/3
浸润性非黏液腺癌		角化型鳞状细胞癌	8071/3
贴壁型腺癌	8250/3	非角化型鳞状细胞癌	8072/3
腺泡型腺癌	8551/3	基底样鳞状细胞癌	8083/3
乳头型腺癌	8260/3	淋巴上皮瘤样癌	8082/3
微乳头型腺	8265/3	鳞状细胞前驱病变	
实体型腺癌	8230/3	鳞状细胞原位癌	8070/2
浸润性黏液腺癌		鳞状上皮轻度异型增生	8077/0
黏液 / 非黏液混合性腺癌	8254/3	鳞状上皮中度异型增生	8077/2
胶样腺癌	8480/3	鳞状上皮重度异型增生	8077/2
胎儿型腺癌	8333/3	**大细胞癌**	8012/3
肠型腺癌	8144/3	**腺鳞癌**	8560/3
腺癌，非特指型	8140/3	**肉瘤样癌**	
微浸润性腺癌		多形性癌	8022/3
非黏液型	8256/3	巨细胞癌	8031/3
黏液型	8257/3	梭形细胞癌	8032/3
腺体前驱病变		**肺母细胞瘤**	8972/3
不典型腺瘤样增生	8250/0	**癌肉瘤**	8980/3
原位腺癌	8140/2	**其他上皮性肿瘤**	
非黏液型	8250/2	NUT 癌	8023/3
黏液型	8253/2	胸部 *SMARCA4* 缺陷型未分化肿瘤	8044/3

续表

组织学分型和亚型	ICD-10代码	组织学分型和亚型	ICD-10代码
唾液腺型肿瘤		复合性小细胞癌	8045/3
多形性腺瘤	8940/0	大细胞神经内分泌癌	8013/3
腺样囊性癌	8200/3	混合型大细胞神经内分泌癌	8013/3
上皮—肌上皮癌	8562/3	**肺间叶源性肿瘤**	
黏液表皮样癌	8430/3	肺错构瘤	8992/0
透明细胞癌	8310/3	软骨瘤	9220/0
肌上皮瘤	8982/0	弥漫性肺淋巴管瘤病	9170/3
肌上皮癌	8982/3	胸膜肺母细胞瘤	8973/3
乳头状瘤		内膜肉瘤	9137/3
鳞状细胞乳头状瘤,非特指型	8052/0	先天性支气管周围肌纤维母细胞瘤	8827/1
鳞状细胞乳头状瘤,内翻型	8053/0	*EWSR1-CREB1* 融合的肺黏液肉瘤	8842/3
腺上皮乳头状瘤	8260/0	血管周上皮样细胞肿瘤	
混合性鳞状细胞及腺性乳头状瘤	8560/0	淋巴管肌瘤病	9174/3
腺瘤		血管周上皮样细胞肿瘤,良性	8714/0
硬化性肺泡细胞瘤	8832/0	血管周上皮样细胞肿瘤,恶性	8714/3
肺泡性腺瘤	8251/0	**淋巴瘤**	
乳头状腺瘤	8260/0	MALT 淋巴瘤	9699/3
细支气管腺瘤 / 纤毛黏液结节性乳头状瘤	8140/0	弥漫性大 B 细胞淋巴瘤,非特指型	9680/3
黏液性囊腺瘤	8470/0	淋巴瘤样肉芽肿病,非特指型	9766/1
黏液腺腺瘤	8480/0	淋巴瘤样肉芽肿病,1 级	9766/1
肺神经内分泌肿瘤		淋巴瘤样肉芽肿病,2 级	9766/1
前驱病变		淋巴瘤样肉芽肿病,3 级	9766/3
弥漫性特发性肺神经内分泌细胞增生	8040/0	血管内大 B 细胞淋巴瘤	9712/3
神经内分泌瘤	8246/3	肺朗格汉斯细胞组织细胞增生症	9751/1
类癌,非特指型 / 神经内分泌瘤,非特指型	8240/3	Erdheim-Chester 病	9749/3
典型类癌 / 神经内分泌瘤,G1	8240/3	**异位起源肿瘤**	
不典型类癌 / 神经内分泌瘤,G2	8249/3	黑色素瘤	8270/3
神经内分泌癌	8246/3	脑膜瘤	9530/0
小细胞肺癌	8041/3		

第四节　适应证及禁忌证

一、适应证

1. **病理**　病理诊断明确为 NSCLC，分期 $T_{1\sim2}N_0M_0$（Ⅰ～ⅡA 期）。

2. **不适合手术者**　如高龄、合并慢性阻塞性肺疾病导致肺功能差或合并严重心脑血管等内科疾病；或可手术但拒绝手术者。

3. **大小**　推荐肿瘤直径小于 5cm；部分研究纳入了肿瘤直径为 5～7cm 的患者，均要求无中心气道浸润、距离气管隆嵴>4cm、无纵隔侵犯。

4. **相对适应证**　① $T_3N_0M_0$（ⅡB 期）；②同时性多原发肺癌。

二、禁忌证

1. **无法平卧或配合**　基础肺功能差或各种原因导致的症状相关性无法平卧或配合治疗。

2. **合并严重或未控制的基础疾病**　如严重或未控制的高血压、糖尿病、心脑血管疾病及器官功能不全等，预期无法耐受立体定向放疗。

3. **精神病患者或依从性差**　该类患者无法配合治疗。

4. **相对禁忌证**　中央型肺癌。近年陆续有研究表明，中央型早期 NSCLC 同样可行立体定向体部放疗（stereotactic body radiotherapy，SBRT），只是剂量分割模式较周围型肺癌缓和。广义的中央型肺癌指各方向上距离近端支气管树（primary bronchial tree，PBT；如隆突、左右主支气管、叶支气管、肺段开口）2cm 范围内的病灶。超中央型肺癌定义为计划靶区（planning treatment volume，PTV）毗邻或与任何关键危及器官（如气管、主支气管、中间支气管、肺动脉起始部、食管和心脏等）重叠。

第五节　技　术　流　程

技术流程见图 3-1。

一、病情评估

评估重点为适应证、禁忌证。其他包括预期追踪方式、金标植入路径、风险和预期效果等。建议有胸外科医生参与的多学科协作团队（multidisciplinary team，MDT）对患者进行病情评估。

肺功能评估：治疗前 2～4 周内评估肺功能基线水平。肺功能差并非 SBRT 治疗的绝对禁忌，但会影响金标植入的可进行性，而且肺功能差的患者，容易在放疗后出现放射性肺炎。

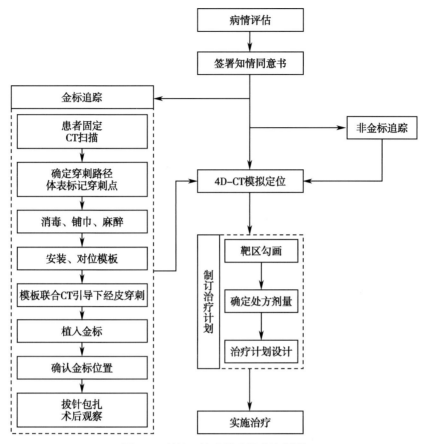

图 3-1　射波刀治疗肺癌技术流程图

二、签署知情同意书

患者治疗前签署知情同意书。向患者充分交代治疗风险及预后。

三、金标植入（金标追踪）

由于胸部肿瘤随呼吸运动的特点，建议行金标追踪，以使治疗更加精准。金标追踪需要先植入金标，5～7 天后行 CT 模拟定位。金标植入需注意以下要点：

1. **金标植入适应证**　①无严重基础疾病，预期可耐受肺穿刺；②有合适的穿刺路径（中心型穿刺风险高，评估金标植入可能性时需慎重）；③未使用影响凝血和 / 或血小板凝聚的药物；若应用，已按药物洗脱期停用足够时间。

2. **金标植入禁忌证**　①基础肺功能差［如第一秒用力呼气容积（FEV_1）<50% 和 / 或一氧化碳弥散量（D_LCO）<50%］（表 3-3）和 / 或穿刺路径上有孤立的肺大疱；②病灶与小气道、血管等关系密切或存在肺动脉高压、上腔静脉压迫等，预期穿刺出血、咯血风险高；③凝血功能异常或存在活动性感染。

表 3-3　肺功能评估标准

指标	<50%	50%	60%	70%	80%	>80%
FEV$_1$	差	中	中	良好	良好	良好
D$_L$CO	差	中	中	中	良好	良好
FVC	差	差	差	中	良好	良好

注：FEV$_1$，第一秒用力呼气容积；D$_L$CO，肺一氧化碳弥散量；FVC，用力肺活量。

3. **金标植入位置**　距离目标病灶靶区不超过 6cm，三维空间上金标之间的间隔不小于 2cm，两两连线的角度不小于 15°。并确保所有金标在 45°方向不能共线。

4. **金标植入的数量**　常植入 2～4 颗。如考虑到气胸、高危部位局部出血等并发症，部分患者可考虑植入单颗金标。

5. **金标植入流程**　①患者固定，CT 扫描：根据患者近期影像学资料，拟定大致穿刺路径，选择合适体位，负压真空袋固定，增强 CT 扫描，层厚 5mm（图 3-2）。②确定穿刺路径、体表标记穿刺点：在 CT 图像上选择病灶最大截面附近设计 1～2 个穿刺路径，于患者体表投影确定穿刺点并做十字标记（图 3-3）。③消毒、铺巾、麻醉：穿刺点周围 15cm 范围，安尔碘消毒 3 遍，铺孔巾，1% 利多卡因局部浸润及肋间神经阻滞麻醉（图 3-4）。④安装、对位模板：将无菌模板安装于导航架上，将模板坐标中心对准体表十字标记，按导航架角度仪显示将模板角度调整至与预穿刺进针角度一致（图 3-5）。⑤模板联合 CT 引导下经皮穿刺：在模板引导及 CT 监视下穿刺金标植入针，可先进针至皮下，确认方向位置后，再进针到位（图 3-6）。⑥植入金标：进针到位后，采用金标植入器植入金标，每根针植入 2 颗金标，共 2～4 颗（图 3-7）。⑦确认金标位置：退针约 1cm，CT 扫描观察金标位置，必要时补植金标（图 3-8）。⑧拔针包扎、术后观察：术毕加压包扎穿刺部位，CT 扫描观察有无气胸、出血等并发症，若出现并发症给予相应处理（图 3-9）。

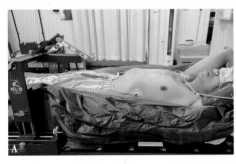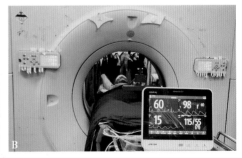

图 3-2　体位固定，CT 扫描

A. 真空垫固定体位；B. 增强 CT 扫描。

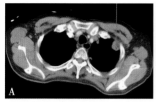
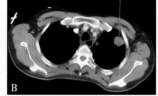
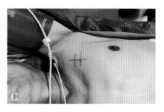

图 3-3 规划进针路径,体表标记
A. 规划进针路径;B. 不同层面进针路径;C. 投影至体表进行标记。

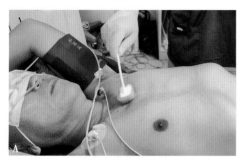
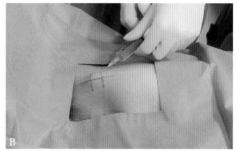

图 3-4 消毒、铺巾、麻醉
A. 术区消毒;B. 铺巾、局部浸润麻醉。

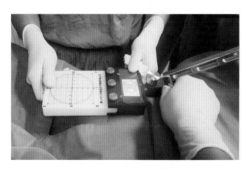

图 3-5 安装、对位模板

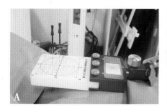
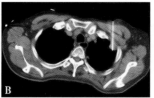
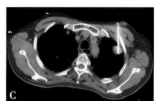

图 3-6 模板联合 CT 引导下经皮穿刺
A. 共插入 2 根针,位于不同层面;B. 头侧进针;C. 尾侧进针。

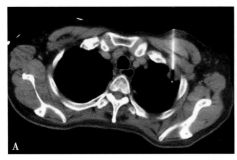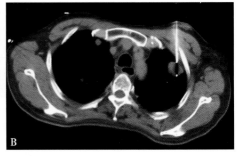

图 3-7　植入金标

A. 头侧针植入 1 颗金标；B. 尾侧针植入 1 颗金标。

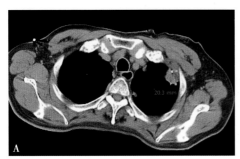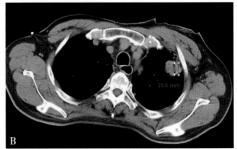

图 3-8　CT 确认金标位置

A. 头侧针植入 2 颗金标，间距 2cm；B. 尾侧针植入 2 颗金标，间距 2cm。

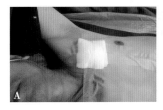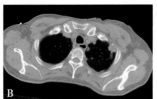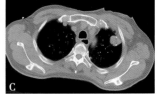

图 3-9　拔针包扎、术后复查 CT

A. 纱布加压包扎穿刺伤口；B. 肺窗观察胸腔内情况（头侧）；C. 肺窗观察胸腔内情况（尾侧）。

　　6. 非金标追踪方式　①肺呼吸追踪系统：无创，采用呼吸追踪系统建立肺部肿瘤的呼吸运动模型，精准追踪。通常要求肿瘤在所有方向的直径都要大于 15mm，并且与周围解剖结构具有足够密度对比，肿瘤轮廓在 2 个正交 X 线成像仪上能够清晰识别。②脊柱追踪：对于肿瘤动度比较小，距离脊柱<6cm 的肿瘤，可以在椎体上进行追踪。

四、CT 模拟定位

　　1. 体位固定　患者自然平躺，双侧上肢置于身体两侧或抱头，全身放松，负压真空垫固定塑形，必要时联合应用定位膜等其他固定器。对于后部病灶和部分侧方病灶也可考虑选择俯卧位。

2. 模拟 CT 扫描 ①扫描层厚：1～1.5mm；②扫描范围：病灶上、下 15cm，且至少包括双肺上下缘；③尽量使用增强 CT，特别是中央型肺癌，但主 CT 影像应该为平扫 CT；④呼吸时相：嘱患者保持平静呼吸状态，按要求屏气后进行扫描（通常获取自由呼吸呼气末的影像）。4D-CT 需要获取所有呼吸时相上的影像。

五、靶区勾画

见本章第六节。

六、处方剂量

见本章第七节。

七、治疗计划设计

物理师应用治疗计划系统逆向设计、计算治疗计划。主管医师审核计划质量，主要评估 PTV 是否达到处方剂量（通常评价达到一定靶区体积百分比的剂量 D_X 和达到一定比例处方剂量的靶区体积百分比 V_X）及正常组织限制剂量是否达标。

八、治疗实施

在治疗室摆位时应注意确保固定方式、固定器、患者体位和相关门控设备与 CT 定位时保持一致。每次治疗前应采用 45°正交 X 线摄像机进行位置验证，当位置精度满足临床需求时方可实施。在治疗实施过程中应通过各种透视追踪及光学体表监测系统监控患者和靶区运动，以确保患者治疗位置肿瘤的运动在 PTV 范围内。

第六节 靶 区 勾 画

一、大体肿瘤体积

大体肿瘤体积（gross tumor volume，GTV）勾画在 CT 肺窗图像上进行（窗宽：800～1 600HU；窗位：−600～−750HU）；邻近纵隔的病变在 CT 纵隔窗图像上进行（窗宽：350～400HU；窗位：20～40HU）。GTV 应包括原发灶周围短毛刺根部和胸膜侵犯区域（图 3-10）。若采用金标追踪，则 GTV 外扩 5mm 生成 PTV。若采用其他方式追踪，则建议 4D-CT 扫描确定内靶区（internal tumor volume，ITV），推荐在 4D-CT 各时相上分别勾画 GTV 然后叠加生成 ITV，也可采用最大密度投影图像进行靶区勾画 ITV 外放 5mm 生成 PTV。建议 PTV 外放边界根据各单位确定系统误差进行调整，以更精确地补偿治疗过程中的位置误差。

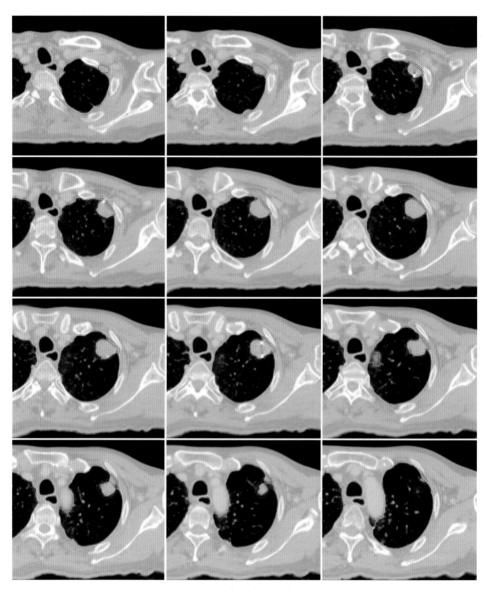

图 3-10　靶区勾画示意图

二、正常组织勾画

1. **双侧肺**　CT 肺窗下勾画（建议窗宽：1 600HU；窗位：−600HU），需注意应该除外 GTV、肺门和气管或主支气管、近端气管树，肺不张也应该排除在外。

2. **食管**　CT纵隔窗下勾画，从环状软骨下起始部开始勾画直到胃的贲门处。

3. **心脏**　CT纵隔窗下勾画(建议窗宽:500HU;窗位:50HU)，从肺动脉经过中线层面开始，并向下延伸到心尖部结束。

4. **大血管**　CT纵隔窗下勾画(建议窗宽:150HU;窗位:50HU)。从主动脉弓水平开始勾画直到PTV上、下3cm。

5. **脊髓**　推荐是按髓腔的骨性边界勾画，从环状软骨下开始逐层勾画到第二腰椎下缘。

6. **气管**　环甲膜至隆突上2cm，可与支气管树相连。

7. **近端支气管树**　范围主要包括气管远端2cm、双侧主支气管、双侧肺上叶支气管、中间支气管、右中叶支气管、舌段支气管和双侧下叶支气管。

8. **胸壁**　胸壁的勾画可通过同侧肺在外侧、后侧及前方各自动外扩2cm生成。

9. **肋骨**　PTV 5cm范围内的肋骨可考虑通过勾勒骨骼和骨髓来勾画出其完整轮廓，通常在一个CT轴位图像上相邻肋骨的几个部分被勾勒为一个结构。

10. **臂丛**　对于肿瘤位于肺上叶时，需要考虑勾画这一结构，只需勾画同侧臂丛神经，臂丛神经来源于C_4~C_5(C_5神经根)至T_1~T_2(T_1神经根)水平出神经孔的脊髓神经。臂丛勾画上界开始于C_5神经根(C_4~C_5神经孔)直到锁骨下血管神经束终止，注意不要包括血管。

11. **皮肤**　皮肤作为正常结构定义为距离体表0.5cm范围内的组织。因此，可以按均匀厚度(0.5cm)的外轮廓部分进行自动勾画。

12. **胃**　当肿瘤位于左肺下叶靠近膈肌时，需要勾画出胃轮廓。建议服用造影剂增加对比度以更好地勾画出胃壁。

13. **肝脏**　当肿瘤位于右肺下叶靠近膈肌时，需要勾画出肝脏轮廓。勾画肝脏轮廓时应注意排除胆囊，当下腔静脉与肝脏分离时，勾画肝脏时同样应该将其排除在肝脏轮廓之外。

第七节　处方剂量

一、靶区剂量

研究报道生物等效剂量(biological equivalent dose，BED)≥100Gy时SBRT能获得更好的肿瘤局部控制率和长期生存率。虽然不同的医学中心之间SBRT的剂量和分割存在差异，但总体上要求BED超过100Gy、治疗2周内完成。临床实践中可根据肿瘤部位、病灶大小和正常器官毒性风险，调整单次剂量和总剂量，具体见表3-4。

表3-4　不同特点肿瘤的处方剂量参考

肿瘤特点		总剂量/Gy	分割次数/次	BED_{10}/Gy	EQD_2/Gy
周围型	直径<2cm，距胸壁>1cm	25～34	1	87.5～149.6	72.90～124.60
	距胸壁>1cm	45～60	3	112.5～180.0	93.80～150.00
中央型或周围型	直径<4～5cm，距胸壁<1cm	48～50	4	105.6～112.5	88.00～93.75
	距胸壁<1cm	50～55	5	100.0～115.5	83.30～96.25
中央型		60～70	8～10	96.0～119.0	80.00～99.20
超中央型		50～60	8～12	71.0～105.0	59.20～87.50

注：BED_{10}，生物等效剂量（$\alpha/\beta=10$）；EQD_2，2Gy/次照射的等效剂量。

二、正常器官限制剂量

正常器官剂量限值多数来源于临床试验方案、不良反应观察、理论推算以及专家经验，具体见本书附录。由于中央型或超中央型病灶SBRT治疗风险较高，不良反应数据较匮乏，业内对于这类病灶的分割方案及正常组织剂量限值尚未形成共识。尤其对于侵犯近端支气管树（PBT）的超中央型病灶，研究结论一致性差，其治疗安全性仍有待临床试验进一步探索及证实。

第八节　注意事项

SBRT治疗早期肺癌的效果良好，毒副反应低（表3-5）。最常见的放射毒副反应为放射性肺炎，分级参考不良事件通用术语评价标准（CTCAE）分为5级：1级，无症状，仅有临床或影像学改变，无须治疗；2级，有症状，需要药物治疗，工具性日常生活活动受限（如做饭、购物、使用电话、理财等）；3级，有严重症状，个人日常生活活动受限（如洗澡、穿脱衣、吃饭、洗漱、服药），并未卧床不起需吸氧；4级，有危及生命的呼吸症状，需紧急处理（如气管切开或气管插管）；5级，死亡。放射性肺炎的主要处理为适当的应用激素，治疗原则见表3-6。对于有起搏器的患者，需要将起搏器定义为危急器官，并保证其最大剂量不超过2Gy，射野边缘需要距起搏器1cm以上，理想状态射野边缘需要距离起搏器3cm以上，对于评估剂量2～10Gy的患者建议治疗前将起搏器移到射野以外的区域，并请心内科会诊。

虽然射波刀最独特的优势在于其自动化，但绝不能忽视高技能水平和细心的治疗团队的重要性。由于自动图像分析（例如基准提取）中可能出现错误，因此对治疗期间显示的图像进行人工检查对于确认治疗是否正确至关重要。最终，治疗医生和治疗人员，而不是技术本身，是决定治疗质量和技术准确性的最重要因素。

表 3-5　SBRT 治疗早期 NSCLC 研究汇总

研究	是否可手术	例数	剂量 / 分割	终点时间 / 年	局部控制率 /%	总生存率 /%	≥3 级 AE 病例占比 /%
Slotman B J 等（1996）	否	31	48Gy/12F	3	94	42	—
Uematsu M 等（1998）	否	45	30～75Gy/5～15F	1	97	—	—
Onishi H 等（2007）	否	257	18～75Gy/1～22F	3	92	88	2
Nagata Y 等（2005）	否	45	48Gy/4F	2.5	98	83	4
Nyman J 等，（2006）	否	45	45Gy/3F	2	80	71	—
Timmerman R 等（2006）	否	70	60～66Gy/3F	1.5	95	55	11
RTOG 0236，（2018）	否	55	54Gy/3F	5	93	40	31
RTOG 0915，（2019）	否	84	34Gy/1F	5	89	30	3
			48Gy/4F		93	41	11
RTOG 0813，（2019）	否	120	50～60Gy/5F	3	85	45	12
Washington University（2018）	否	74	50～55Gy/5F	2	85	43	23
Chang J Y（2014）	否	100	50Gy/4F	2.5	96	70	2
			70Gy/10F（UC）				
STARS/ROSEL（2015）	是	58	54Gy/3F	3	96	95	10
			50Gy/4F（C）				
RTOG 0618（2018）	是	26	54Gy/3F	4	96	56	15
JCOG 0403（2015）	是	64	48Gy/4F	3	86	77	6
Lagerwaard F J 等（2012）	是	177	60Gy/3～8F	3	93	85	5

注：SBRT，立体定向体部放疗；NSCLC，非小细胞肺癌；F，分次；AE，不良事件 / 毒性；UC，超中心型；C，中心型。

表 3-6　放射性肺炎处理原则

分级		处理
1 级		观察
2 级	无发热	密切观察 ± 对症治疗 ± 抗生素
	伴发热、CT 上有急性渗出性改变或有中性粒细胞比例升高	对症治疗 + 抗生素 ± 糖皮质激素

续表

分级	处理
3 级	糖皮质激素 + 抗生素 + 对症治疗，必要时吸氧
4 级	糖皮质激素 + 抗生素 + 对症治疗 + 机械通气支持

注：糖皮质激素（泼尼松），1mg/（kg•d），疗程 2～4 周，症状缓解后缓慢减量，总疗程持续 6～12 周。

（张瑞光　伍　钢　吉　喆）

推荐阅读文献

[1] BENEDICT S H，YENICE K M，FOLLOWILL D，et al. Stereotactic body radiation therapy：the report of AAPM task group 101. Med Phys，2010，37（8）：4078-4101.

[2] BEZJAK A，PAULUS R，GASPAR L E，et al. Safety and efficacy of a five-fraction stereotactic body radiotherapy schedule for centrally located non-small-cell lung cancer：NRG Oncology/RTOG 0813 trial. J Clin Oncol，2019，37（15）：1316-1325.

[3] CHANG J Y，LI Q-Q，XU Q-Y，et al. Stereotactic ablative radiation therapy for centrally located early stage or isolated parenchymal recurrences of non-small cell lung cancer：how to fly in a "no fly zone". Int J Radiat Oncol Biol Phys，2014，88（5）：1120-1128.

[4] CHANG J Y，SENAN S，PAUL M A，et al. Stereotactic ablative radiotherapy versus lobectomy for operable stage Ⅰ non-small-cell lung cancer：a pooled analysis of two randomised trials. Lancet Oncol，2015，16（6）：630-637.

[5] CHEN H，LABA J M，ZAYED S，et al. Safety and effectiveness of stereotactic ablative radiotherapy for ultra-central lung lesions：a systematic review. J Thorac Oncol，2019，14（8）：1332-1342.

[6] FENG M，MORAN J M，KOELLING T，et al. Development and validation of a heart atlas to study cardiac exposure to radiation following treatment for breast cancer. Int J Radiat Oncol Biol Phys，2011，79（1）：10-18.

[7] GOLDSTRAW P，CHANSKY K，CROWLEY J，et al. The IASLC lung cancer staging project：proposals for revision of the TNM stage groupings in the forthcoming（eighth）edition of the TNM classification for lung cancer. J Thorac Oncol，2016，11（1）：39-51.

[8] GUCKENBERGER M，WULF J，MUELLER G，et al. Dose-response relationship for image-guided stereotactic body radiotherapy of pulmonary tumors：relevance of 4D dose calculation. Int J Radiat Oncol Biol Phys，2009，74（1）：47-54.

[9] HALL W H, GUIOU M, LEE N Y, et al. Development and validation of a standardized method for contouring the brachial plexus: preliminary dosimetric analysis among patients treated with IMRT for head-and-neck cancer. Int J Radiat Oncol Biol Phys, 2008, 72(5): 1362-1367.

[10] HANNA G G, MURRAY L, PATEL R, et al. UK consensus on normal tissue dose constraints for stereotactic radiotherapy. Clin Oncol(R Coll Radiol), 2018, 30(1): 5-14.

[11] JABBOUR S K, HASHEM S A, BOSCH W, et al. Upper abdominal normal organ contouring guidelines and atlas: a radiation therapy oncology group consensus. Pract Radiat Oncol, 2014, 4(2): 82-89.

[12] KONG F M, RITTER T, QUINT D J, et al. Consideration of dose limits for organs at risk of thoracic radiotherapy: atlas for lung, proximal bronchial tree, esophagus, spinal cord, ribs, and brachial plexus. Int J Radiat Oncol Biol Phys, 2011, 81(5): 1442-1457.

[13] KONG F S, MOISEENKO V, ZHAO J, et al. Organs at risk considerations for thoracic stereotactic body radiation therapy: What is safe for lung parenchyma? Int J Radiat Oncol Biol Phys, 2021, 110(1): 172-187.

[14] LAGERWAARD F J, VERSTEGEN N E, HAASBEEK C J A, et al. Outcomes of stereotactic ablative radiotherapy in patients with potentially operable stage I non-small cell lung cancer. Int J Radiat Oncol Biol Phys, 2012, 83(1): 348-353.

[15] MAYO C S, MORAN J M, BOSCH W, et al. American association of physicists in medicine task group 263: standardizing nomenclatures in radiation oncology. Int J Radiat Oncol Biol Phys, 2018, 100(4): 1057-1066.

[16] NAGATA Y, HIRAOKA M, SHIBATA T, et al. Prospective trial of stereotactic body radiation therapy for both operable and inoperable T1N0M0 non-small cell lung cancer: Japan Clinical Oncology Group study JCOG0403. Int J Radiat Oncol Biol Phys, 2015, 93(5): 989-996.

[17] NAGATA Y, TAKAYAMA K, MATSUO Y, et al. Clinical outcomes of a phase I/II study of 48Gy of stereotactic body radiotherapy in 4 fractions for primary lung cancer using a stereotactic body frame. Int J Radiat Oncol Biol Phys, 2005, 63(5): 1427-1431.

[18] NUYTTENS J J and VAN DE POL M. The Cyberknife radiosurgery system for lung cancer. Expert Rev Med Devices, 2012, 9(5): 465-475.

[19] NYMAN J, JOHANSSON K-A, HULTÉN U. Stereotactic hypofractionated radiotherapy for stage I non-small cell lung cancer—mature results for medically inoperable patients. Lung Cancer, 2006, 51(1): 97-103.

[20] ONISHI H, ARAKI T. Stereotactic body radiation therapy for stage I non-small-cell lung cancer: a historical overview of clinical studies. Jpn J Clin Oncol, 2013, 43(4): 345-350.

[21] ONISHI H, SHIRATO H, NAGATA Y, et al. Hypofractionated stereotactic radiotherapy (hypofxsrt) for stage I non-small cell lung cancer: updated results of 257 patients in a Japanese multi-institutional study. J Thorac Oncol, 2007, 2(7 Suppl 3): S94-S100.

[22] RITTER T A, MATUSZAK M, CHETTY I J, et al. Application of critical volume-dose constraints for stereotactic body radiation therapy in NRG radiation therapy trials. Int J Radiat Oncol Biol Phys, 2017, 98(1): 34-36.

[23] ROACH M C, ROBINSON C G, DEWEES T A, et al. Stereotactic body radiation therapy for central early-stage NSCLC: results of a prospective phase Ⅰ/Ⅱ trial. J Thorac Oncol, 2018, 13(11): 1727-1732.

[24] SIEGEL R L, MILLER K D, FUCHS H E, et al. Cancer statistics, 2022. CA Cancer J Clin, 2022, 72(1): 7-33.

[25] SLOTMAN B J, ANTONISSE I E, NJO K H. Limited field irradiation in early stage (T1-2N0) non-small cell lung cancer. Radiother Oncol, 1996, 41(1): 41-44.

[26] TIMMERMAN R D, HU C, MICHALSKI J M, et al. Long-term results of stereotactic body radiation therapy in medically inoperable stage Ⅰ non-small cell lung cancer. JAMA Oncol, 2018, 4(9): 1287-1288.

[27] TIMMERMAN R D, PAULUS R, PASS H I, et al. Stereotactic body radiation therapy for operable early-stage lung cancer: findings from the NRG Oncology RTOG 0618 trial. JAMA Oncol, 2018, 4(9): 1263-1266.

[28] TIMMERMAN R D. An overview of hypofractionation and introduction to this issue of seminars in radiation oncology. Semin Radiat Oncol, 2008, 18(4): 215-222.

[29] TIMMERMAN R, MCGARRY R, YIANNOUTSOS C, et al. Excessive toxicity when treating central tumors in a phase Ⅱ study of stereotactic body radiation therapy for medically inoperable early-stage lung cancer. J Clin Oncol, 2006, 24(30): 4833-4839.

[30] TRIFILETTI D and ZAORSKY N. Absolute clinical radiation oncology review. Switzerland: Springer Nature, 2019.

[31] UEMATSU M, SHIODA A, TAHARA K, et al. Focal, high dose, and fractionated modified stereotactic radiation therapy for lung carcinoma patients: a preliminary experience. Cancer, 1998, 82(6): 1062-1070.

[32] VIDETIC G M, PAULUS R, SINGH A K, et al. Long-term follow-up on NRG Oncology RTOG 0915(NCCTG N0927): a randomized phase 2 study comparing 2 stereotactic body radiation therapy schedules for medically inoperable patients with stage Ⅰ peripheral non-small cell lung cancer. Int J Radiat Oncol Biol Phys, 2019, 103(5): 1077-1084.

[33] WHO Classification of Tumours Editorial Board. Thoracic tumours: WHO classification of tumours.5th ed. Lyon: International Agency for Research on Cancer(IARC), 2021.

第四章

肺转移瘤射波刀治疗

第一节　概　　述

肺继发恶性肿瘤是指原发于其他部位的恶性肿瘤转移到肺部，20%～54%癌症患者在疾病过程中会出现肺转移。常见的原发肿瘤包括肺癌、结直肠癌、软组织肉瘤、肾癌、乳腺癌及其他部位肿瘤等。手术切除是治疗肺转移瘤的主要手段之一，对于伴有其他合并症不适宜手术或拒绝手术的患者，推荐行立体定向体部放疗（stereotactic body radiotherapy，SBRT），其通过非侵入性方式杀灭肿瘤，并利用其剂量曲线快速跌落的特点，对周围正常组织起到保护作用。SBRT 具有耐受性好，并发症轻，且局部控制率高的特点。目前相关研究报道的 SBRT 治疗肺转移瘤 2 年的局部控制率（local control rate，LCR）为 78%～96%，其总生存期（overall survival，OS）与原发肿瘤类型及转移灶数目、大小相关，平均生存期 20～26 个月，2 年 OS 约 50%。

第二节　适应证及禁忌证

对于转移性肿瘤，目前标准治疗以全身治疗结合局部治疗为主。局部治疗的指征和实施方式与时机，推荐多学科协作团队（MDT）对患者的体力状态、既往治疗疗效和不良反应、停药间隔以及肿瘤的生物学行为进行综合评估后制订。

一、适应证

①寡转移：目前普遍定义为转移器官≤3 个，病灶数≤5 个，病灶直径<5cm，其主要是针对所有转移病灶进行照射，也有部分研究提出 5 个以上病灶也可进行治疗，只要肺剂量在可耐受范围内；②寡进展：仅针对全身治疗中进展的肿瘤，其余进展缓慢、无症状病灶不进行照射，其目的是延迟更改全身治疗方案。

二、禁忌证

射波刀治疗肺转移瘤没有绝对禁忌，只要 KPS≥60 分的患者均可耐受治疗。对于姑息性治疗患者可适当放宽标准。以下情况为相对禁忌：①不能平卧或不能保持要求的体位一定时间的；②大量胸腔积液；③未控制的感染；④一般情况不佳,呈现恶病质;⑤放疗剂量超过肺部正常耐受剂量。

第三节　治疗前准备

一、询问病史

详细询问患者发病过程、诊疗经过和目前情况,既往有无吸烟史,目前的体力状态、体重以及症状情况。

二、查体

查体时注意肺部听诊,有无呼吸音消失情况,检查全身浅表淋巴结有无肿大等。

三、一般检查

血常规、肝肾功能、电解质、凝血功能、尿常规、粪便常规、乙肝两对半、心电图、心脏彩超、肺功能、肿瘤标志物等。

四、影像学检查

胸部薄层增强 CT 扫描、脑 MRI、全腹部 MRI、骨 ECT、全身 PET/CT 等检查。

五、活检

必要时,对肺内病灶再次活检以充分了解肿瘤的基因/免疫等情况改变以指导全身治疗,尤其是非小细胞肺癌等需要了解肿瘤基因表达及 PD-L1 等免疫情况的癌种。

第四节　技术流程

呼吸运动管理一直以来是肺部肿瘤放疗中的难题。尤其对于单次大剂量的放射消融来讲,保证肿瘤准确地接受消融处方剂量的同时尽量降低正常组织的受量是射波刀放射消融治疗的重中之重。射波刀动态实时追踪技术可保证追踪精度在 1.5mm 左右,进一步缩小靶区外扩范围,减小正常组织的受照剂量。由于射波刀的特殊性和复杂性,其治疗流程有别于其他放疗设备和常规放疗。

一、金标植入

对于中央型以及部分周围型肺癌,由于心脏、脊柱等解剖结构的阻挡,无法使用肺部追踪技术(直接追踪肿瘤)进行肿瘤追踪。此时需在肺肿瘤周围或者内部植入金标,用以动态追踪(图 4-1)。

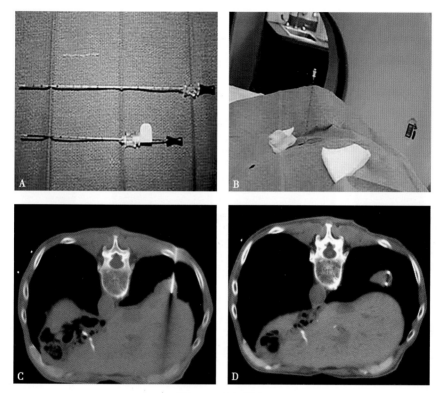

图4-1　金标植入
A. 长、短型穿刺针；B、C. 金标植入术；D. 金标植入后。

1. **CT引导**　金标可在CT引导下进行植入。

2. **金标尺寸**　直径0.7～1.2mm，长度3～6mm。

3. **金标植入个数**　①植入1个金标仅可用于追踪平移（不推荐）；②≥3个金标可追踪平移和旋转；③由于金标植入后会发生迁移，导致可用金标数小于实际植入金标数，故通常临床上推荐植入4～6个金标。

4. **金标植入原则**　①金标间的最小空间距离大于20mm；②距离肿瘤表面不得超过50～60mm；③三维空间上任何三个金标形成的夹角应大于15°；④所有金标在45°和135°方向不得共线。

5. **金标稳定**　一般金标植入术后7天进行模拟定位。

二、模拟定位与扫描条件

肺射波刀模拟定位的两个关键步骤是体位固定和肿瘤运动评估。患者通常采用仰卧位，手臂置于头顶或体侧，用真空垫进行体位固定。扫描条件为电流400mAs，电压120kV，层厚1mm。扫描范围为肿瘤上下界延伸15cm。标准影像获取时相因追踪方式不同而不同，具体为：①肺部追踪（包括2视野追踪和1视野追踪)分别采用自然呼气末、自然吸气末屏气技术扫描获取双CT,用以创建模拟计划;②同步呼吸追踪采用自然呼气末屏气技术;③脊柱追踪采用4D-CT扫描技术以确定内靶区(internal tumor volume,ITV)。

三、模拟计划创建

模拟计划可确定哪种追踪方法(2视野、1视野和0视野)对于特定患者最优。利用射波刀计划系统创建双CT模拟计划,保存为可执行计划并执行(图4-2)。

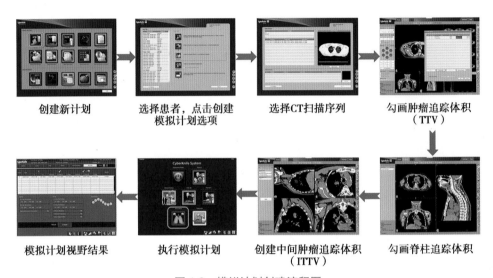

创建新计划　　　选择患者,点击创建　　　选择CT扫描序列　　　勾画肿瘤追踪体积
　　　　　　　　　模拟计划选项　　　　　　　　　　　　　　　　　　　（TTV）

模拟计划视野结果　　　执行模拟计划　　　创建中间肿瘤追踪体积　　　勾画脊柱追踪体积
　　　　　　　　　　　　　　　　　　　　　（ITTV）

图4-2　模拟计划创建流程图

四、计划设计

射波刀肺部计划设计相比于其他部位较为复杂和烦琐,主要是射线穿过不均匀组织能量沉积迥异导致的。

1. **肿瘤追踪体积**(tumor tracking volume,TTV)　由于数字重建影像(digitally reconstructured radiograph,DRR)和CT影像的差异,TTV需以大体肿瘤体积(GTV)内收1~2mm,使DRR中肿瘤轮廓与勾画TTV相重合(图4-3)。

2. **肺追踪**　使用肺追踪时,TTV与脊柱追踪区域(spine tracking volume,STV)不得重叠。

3. **金标选择**　选择稳定可用金标,舍弃已迁移金标,否则会产生较大追踪误差。

4. **修正**　在计划设计界面,勾选"Contour correction"选项,用以修正射束的有效长度,提高不均匀组织界面剂量计算的准确性。

5. **优化**　为缩短计划设计时间,第一步可使用射线追踪算法进行优化,第二步用蒙特卡罗高分辨率算法保存为可执行计划。射波刀蒙特卡罗算法和射

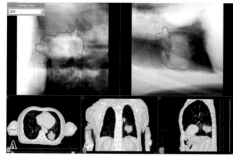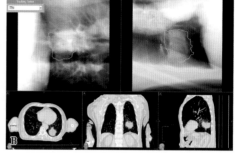

图 4-3　数字重建影像（DRR）重建示意图

A. 大体肿瘤体积（GTV）作为追踪体积；B. GTV 内缩 2mm 作为追踪体积。

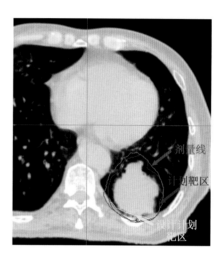

线追踪算法在肺部的剂量差异为 12%～17%，因此对于肺部肿瘤需使用蒙特卡罗算法进行剂量计算。此处需注意的有：①为降低两种算法在处方剂量线的差异，应选择稍大孔径的准直器，一般选择最大准直器的直径与肿瘤直径相当；②由于射线在高密度区沉积的能量大于低密度区，因此可设置辅助优化计划靶区结构，通过调整计划靶区可进一步提高靶区的剂量的适形性（图 4-4）。

6. **其他**　认真谨慎使用肺部优化计划。

图 4-4　计划靶区提高剂量适形性

五、计划验证

关于射波刀治疗计划的验证有三维面剂量验证如利用 Delta 4 和 OCTAVIUS 以及点剂量验证，目前临床最常用的为点剂量验证。具体步骤为：①创建模体计划并执行，保证计算剂量和实际电离室测量剂量偏差小于 5%（图 4-5）；②创建患者 QA 计划，选取患者计划剂量相对均匀区域放置电离室，保证患者 QA 计划的均匀性小于 3%；③保存为可执行计划，投照并用实际电离室测量实际剂量；④实测剂量与计划剂量对比，其偏差小于 5% 即为通过。

射波刀作为目前唯一实现动态实时追踪的放疗设备，为肺部肿瘤放射消融治疗提供坚实的设备基础。其应用技术流程与其他放疗设备相比较为复杂（图 4-6）。

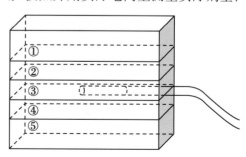

图 4-5　模体及电离室空间示意图

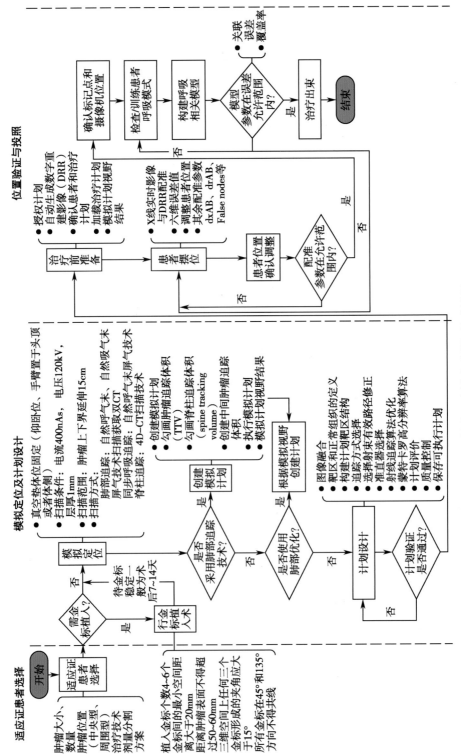

图 4-6　射波刀放射消融详细技术流程

第五节　靶　区　勾　画

按照 ICRU 50 及 ICRU 60 号报告，将靶区分为大体肿瘤体积（gross tumor volume，GTV）、临床靶区（clinical target volume，CTV）、计划靶区（planning target volume，PTV）、内靶区（internal tumor volume，ITV）。

1. GTV　结合 PET/CT 等检查，在模拟增强定位 CT（肺窗）勾画出所显示的肺部转移病灶。

2. CTV　同 GTV，没有外扩。

3. ITV　考虑呼吸运动或器官移动的肿瘤灶，可以结合 4D-CT 确定肿瘤运动范围，以此勾画出肿瘤的 ITV，防止照射过程脱靶发生。根据 4D-CT MIP 图像勾画的靶区即为 ITV MIP。

4. PTV　PTV 外放边界包括肿块随呼吸运动范围、摆位误差和治疗过程中患者的移动。根据残留病灶的位置、活动度及追踪方式，ITV 外扩 3～7mm。

5. **危及器官**（organ at risk，OAR）　正常器官勾画参考美国放射肿瘤协会（radiation therapy oncology group，RTOG）研究（RTOG0813、RTOG0236 等）勾画标准进行勾画。一般需要勾画双肺、食管、脊髓、气管、近端支气管树、心脏、大血管、臂丛和胸壁（图 4-7）。

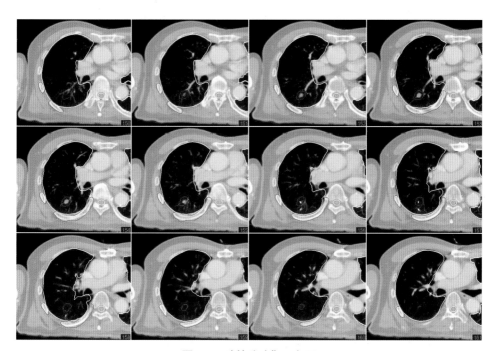

图 4-7　肺转移瘤靶区勾画

第六节　剂量分割模式

目前对于 SBRT 在寡转移性疾病中的最佳剂量和分割方案，尚无高水平的临床研究证据或共识。目前临床剂量分割模式 33～60Gy/3～8 分次（fraction，F）不等，但一般建议生物等效剂量（BED，$\alpha/\beta=10$）至少 ≥100Gy 以获得高局部控制率。

一、剂量分割

剂量分割模式主要参考原发肿瘤组织病理学和转移灶部位。基于肺转移的原发组织学类型的放射敏感性存在显著差异，与其他瘤种相比，结直肠癌（colorectal cancer，CRC）转移瘤更容易出现局部失败，根除可能需要更高的剂量。在一项研究中，调整混杂因素后，与 <60Gy 相比，60Gy/4F 的剂量分割与结直肠癌肺转移的局部区域失败风险降低 73% 相关。

基于肿瘤所在位置，在早期非小细胞肺癌的背景下，Bezjak 等人采用 50Gy/5F，报告了合理的控制率和可接受的毒性。以此为据设计了 NRG-BR001 临床试验，将肺部病灶的剂量规定为：外周病变 45Gy/3F，中心病灶 50Gy/5F。此方案成为之后的其他肺转移瘤临床试验的设计的主要参考方案。而同一时期另一项前瞻性多组织来源的肺转移 SBRT 队列中则采用：外周肺转移灶 48～52Gy/4F，在试验中期将来自 CRC 转移的周围肺病灶剂量增加到 60Gy/4F，中央肿瘤 50Gy/5F（肿瘤紧邻食管、气管、主支气管、大血管和／或心脏）。

分割次数的减少有益于治疗方案的完成，既往认为大分割方案比单次立体定向放疗可以更安全地使用更高的剂量来局部控制较大的病变，但回顾性和前瞻性研究均提示单次 SBRT 疗效和毒性作用并不劣于多次大分割方案。因此尽管临床上单次照射不常用，但由于治疗仅需要一天，该分割模式也被指南推荐。处方剂量模式可参考《早期非小细胞肺癌立体定向放疗中国专家共识（2019 版）》。

二、危及器官

尽管对正常组织剂量限制没有达成共识，但已经有相关结果得到广泛认可，具体可参考第三章早期肺癌射波刀治疗相关内容。与毒性风险相关的病变部位会影响分割方案和剂量限制的决策，因此最近提出了在多发肺部病变的情况下 SBRT 的肺部剂量学限制，此处不予以赘述。

第七节　临床疗效

目前最大的回顾性数据分析来自 RSSearch Patient Registry 数据库，447 例肺转移患者行射波刀 SBRT，中位剂量 50Gy（25%～75% 范围：48～54Gy），分 3F 照射，1 年、3 年和 5 年局部控制率（local control rate，LCR）分别为 80.4%、58.9% 和 46.3%。多因素分析显示不同原发组织学类型的 LCR 没有差异（P=0.49），而接受 BED≥100Gy 以及较小的肿瘤体积（<11cm³）具有更好的局部控制和总生存期。

经典的随机Ⅱ期多中心试验 SABR-COMET 研究于 2019 年提出立体定向体部消融放疗（stereotactic body ablative radiotherapy，SABR）与姑息治疗标准相比可提高总生存期。研究纳入 99 例有 1～5 个转移病灶的包括肺转移瘤（n=18）在内的实体瘤患者，随机分配到标准治疗加姑息治疗或标准治疗加 SABR 治疗组。SABR 治疗后的中位总生存期是姑息治疗后的 1.5 倍（41 个月 $vs.$ 28 个月，P=0.09）。而 2022 年 5 月此临床试验发布了最新的长期随访数据。SBRT 组的 8 年总生存期为 27.2%，对照组为 13.6%（HR，0.50；95% CI，0.30～0.84；P=0.008）。

表 4-1 总结了近 5 年来使用射波刀进行 SBRT 的结果。对于肺寡转移（1～5 个转移灶），1 年局部控制率在 70%～95% 之间，2 年局部控制率和无进展生存期（progression free survival，PFS）分别为 91% 和 54.5% 左右。

目前，有以下正在进行的相关Ⅲ期临床随机试验，包括 NRG-BR002（寡转移乳腺癌）；NRG-LU002（局限转移非小细胞肺癌）；SABR-COMET 3（1～3 个转移灶）；SABR-COMET 10（4～10 个转移瘤）；CORE（适用于前列腺癌、乳腺癌或非小细胞肺癌原发患者）；SARON（非小细胞肺癌）。期待未来有更多的研究结果指导临床治疗。

表 4-1　使用射波刀进行 SBRT 治疗肺转移瘤临床试验

研究	入组人数	组织类型	剂量/分割	中位生存期/月	局部控制率	总生存期	毒性
Ricco A 等（2017）	447	结直肠（25.7%）、肺（16.6%）、头颈部（11.4%）、乳腺（9.2%）、肾脏（8.1%）、皮肤（6.5%）和其他（22.1%）	48～54Gy/3～5F	NR	3年：58.9%	3年：33.3%	NR
Berkovic P 等（2020）	104	原发性肺癌（47%）、胃肠道（34%）和其他（19%）	中位剂量：62.4Gy/3～5F	22	3年：77.8%	3年：72.0%	3～4级晚期毒性：3例（2.8%）
Von Einem J C 等（2020）	34	结直肠癌肺转移	22～26Gy/1F	19.4	3年：70%	3年：50.0%	未出现2级以上毒性
FRANCIA C M 等（2020）	115	124个病灶（41个原发肺癌、3个第二原发肺癌、8个肺转移、72个未分型肿瘤	中位剂量：45Gy/3F	20	无	2年：61.0%	3级晚期毒性：1例（1.1%）
Hörner-Rieber J 等（2020）	301	NSCLC肺转移	中位剂量：36Gy/3F	16.1	2年：82.2%	2年：62.2%	无
Janvary Z L 等（2017）	130	T₁～T₃原发性肺癌（54%）、复发性肿瘤（22%）和肺转移（24%）	40～60Gy/3～5F	21	3年：80%	3年：62%	3级或更高级别的急性和晚期毒性：3例（2%）和6例（5%）
Lubgan D 等（2021）	168	170个肺转移病灶，36个原发病灶，27.6%头颈、21.8%结直肠、17.6%支气管、7.6%恶性黑色素瘤、5.3%食管、5.3%肉瘤、14.8%其他	72Gy/12F	无	无	转移组 3年：35%	3级肺炎 4.8% 3级肺纤维化 4% 3级肺栓塞 0.8%

注：SBRT，立体定向体部放疗；F，分次；NSCLC，非小细胞肺癌；NR，未报告。

第八节 注意事项

某些情况下，射波刀治疗可能产生过高的毒性风险，如：当 PTV>50cm^3、患者既往接受过胸部放疗、剂量超过周围危及器官耐受剂量以及联合全身化疗、免疫或靶向治疗等，对于这部分患者，需要特别注意放疗过程中的急性毒性反应以及放疗结束后的晚期反应，包括骨髓抑制、放射性食管炎、间质性肺炎等。

在物理技术方面需注意的有：金标植入时应严格遵守金标植入原则，尽量减少不可利用金标产生的概率；根据不同追踪方式选择合适的模拟定位扫描技术，否则会产生较大的治疗误差；谨慎使用肺部优化技术，以及追踪视野的选择；需使用蒙特卡罗算法进行剂量计算。

（徐本华　刘士新　陈　诚　张建平）

推荐阅读文献

[1] AHMED K A，SCOTT J G，ARRINGTON J A，et al. Radiosensitivity of Lung metastases by primary histology and implications for stereotactic body radiation therapy using the genomically adjusted radiation dose. J Thorac Oncol，2018，13（8）：1121-1127.

[2] AKINO Y，SUMIDA I，SHIOMI H，et al. Evaluation of the accuracy of the CyberKnife Synchrony™ Respiratory Tracking System using a plastic scintillator. Med Phys，2018，45（8）：3506-3515.

[3] AL-HALLAQ H A，CHMURA S，SALAMA J K，et al. Rationale of technical requirements for NRG-BR001：the first NCI-sponsored trial of SBRT for the treatment of multiple metastases. Pract Radiat Oncol，2016，6（6）：e291-e298.

[4] BALL D，MAI G，VINOD S，et al. Stereotactic ablative radiotherapy versus standard radiotherapy in stage 1 non-small-cell lung cancer（TROG 09.02 CHISEL）：a phase 3，open-label，randomised controlled trial. The Lancet Oncology，2019，20（4）：494-503.

[5] BERKOVIC P，GULYBAN A，DEFRAENE G，et al. Stereotactic robotic body radiotherapy for patients with oligorecurrent pulmonary metastases. BMC Cancer，2020，20（1）：402.

[6] BEZJAK A，PAULUS R，GASPAR L E，et al. Safety and efficacy of a five-fraction stereotactic body radiotherapy schedule for centrally located non-small-cell lung cancer：NRG Oncology/RTOG 0813 trial. J Clin Oncol，2019，37（15）：1316-1325.

[7] CLINT P M S，PAPIEZ L，ZHANG S，et al. Universal survival curve and single fraction equivalent dose：useful tools in understanding potency of ablative radiotherapy. Int J Radiat Oncol Biol Phys，2008，70（3）：847-852.

[8]　CORBIN K，HELLMAN S，WEICHSELBAUM R. Extracranial oligometastases: a subset of metastases curable with stereotactic radiotherapy. J Clin Oncol，2013，31（11）：1384-1390.

[9]　DAHELE M，PEARSON S，PURDIE T，et al. Practical considerations arising from the implementation of lung stereotactic body radiation therapy（SBRT）at a comprehensive cancer center. J Thorac Oncol，2008，3（11）：1332-1341.

[10]　FALCINELLI L，MENICHELLI C，CASAMASSIMA F，et al. Stereotactic radiotherapy for lung oligometastases. Rep Pract Oncol Radiother，2022，27（1）：23-31.

[11]　FERNÁNDEZ C，NAVARRO-MARTIN A，BOBO A，et al. Single-fraction stereotactic ablative body radiation therapy for primary andmetastasic lung tumor: A new paradigm?. World J Clin Oncol，2022，13（2）：101-115.

[12]　FRANCIA C M，MARVASO G，PIPERNO G，et al. Lung optimized treatment with CyberKnife（R）in inoperable lung cancer patients: feasibility analysis of a mono-institutional 115 patient series. Neoplasma，2020，67（3）：684-691.

[13]　FU D，KAHN R，WANG B，et al. Xsight lung tracking system: a fiducial-less method for respiratory motion tracking//URSCHEL H C，KRESL J J，LUKETICH J D，et al. Treating tumors that move with respiration. Berlin: Springer，2007：265-282.

[14]　GUCKENBERGER M，ANDRATSCHKE N，DIECKMANN K，et al. ESTRO ACROP consensus guideline on implementation and practice of stereotactic body radiotherapy for peripherally located early stage non-small cell lung cancer. Radiother Oncol，2017，124（1）：11-17.

[15]　HARROW S，PALMA D A，OLSON R，et al. Stereotactic radiation for the comprehensive treatment of oligometastases（SABR-COMET）: extended long-term outcomes. Int J Radiat Oncol Biol Phys，2022，114（4）：611-616.

[16]　HELOU J，THIBAULT I，POON I，et al. Stereotactic ablative radiation therapy for pulmonary metastases: histology，dose，and indication matter. Int J Radiat Oncol Biol Phys，2017，98（2）：419-427.

[17]　HOOGEMAN M，PRéVOST J B，NUYTTENS J，et al. Clinical accuracy of the respiratory tumor tracking system of the cyberknife: assessment by analysis of log files. Int J Radiat Oncol Biol Phys，2009，74（1）：297-303.

[18]　HORNER-RIEBER J，BERNHARDT D，BLANCK O，et al. Long-term follow-up and patterns of recurrence of patients with oligometastatic NSCLC treated with pulmonary SBRT. Clin Lung Cancer，2019，20（6）：e667-e677.

[19]　INOUE M，OKAWA K，TAGUCHI J，et al. Factors affecting the accuracy of respiratory tracking of the image-guided robotic radiosurgery system. Jpn J Radiol，2019，37（10）：727-734.

[20]　JANVARY Z L，JANSEN N，BAART V，et al. Clinical outcomes of 130 patients with primary and secondary lung tumors treated with cyberknife robotic stereotactic body radiotherapy. Radiol Oncol，2017，51（2）：178-186.

[21]　LANCIA A，INGROSSO G，CAROSI A，et al. Oligometastatic cancer: stereotactic ablative radiotherapy for patients affected by isolated body metastasis. Acta Oncologica，2017：1-5.

[22] LE Q，LOO B，HO A，et al. Results of a phase Ⅰ dose-escalation study using single-fraction stereotactic radiotherapy for lung tumors. J Thorac Oncol，2006，1（8）：802-809.

[23] LONDERO F，GROSSI W，MORELLI A，et al. Surgery versus stereotactic radiotherapy for treatment of pulmonary metastases. A systematic review of literature. Future science OA，2020，6（5）：FSO471.

[24] LUBGAN D，SEMRAU S，LAMBRECHT U，et al. 12×6 Gy stereotactic radiotherapy for lung tumors. Is there a difference in response between lung metastases and primary bronchial carcinoma?. Strahlenther Onkol，2022，198（2）：110-122.

[25] MILANO M T，MIHAI A，KANG J，et al. Stereotactic body radiotherapy in patients with multiple lung tumors：a focus on lung dosimetric constraints. Expert Rev Anticancer Ther，2019，19（11）：959-969.

[26] NYMAN J，HALLQVIST A，LUND J，et al. SPACE-A randomized study of SBRT vs conventional fractionated radiotherapy in medically inoperable stage Ⅰ NSCLC. Radiotherapy and oncology，2016，121（1）：1-8.

[27] OH D，AHN Y C，SEO J M，et al. Potentially curative stereotactic body radiation therapy （SBRT）for single or oligometastasis to the lung. Acta Oncol，2012，51（5）：596-602.

[28] OKUNIEFF P，PETERSEN A L，PHILIP A，et al. Stereotactic body radiation therapy（SBRT） for lung metastases. Acta Oncol，2006，45（7）：808-817.

[29] PALMA D A，OLSON R，HARROW S，et al. Stereotactic ablative radiotherapy versus standard of care palliative treatment in patients with oligometastatic cancers（SABR-COMET）：a randomised，phase 2，open-label trial. The Lancet，2019，393（10185）：2051-2058.

[30] PASTORINO U，BUYSE M，FRIEDEL G，et al. Long-term results of lung metastasectomy：prognostic analyses based on 5206 cases. J Thorac Cardiovasc Surg，1997，113（1）：37-49.

[31] RICCO A，DAVIS J，RATE W，et al. Lung metastases treated with stereotactic body radiotherapy：the RSSearch（R）Patient Registry's experience. Radiat Oncol，2017，12（1）：35.

[32] RIEBER J，STREBLOW J，UHLMANN L，et al. Stereotactic body radiotherapy（SBRT） for medically inoperable lung metastases—a pooled analysis of the German working group "stereotactic radiotherapy". Lung Cancer，2016，97：51-58.

[33] ROBERT，TIMMERMAN，JOSEPH，et al. Emergence of stereotactic body radiation therapy and its impact on current and future clinical practice. J Clin Oncol，2014，32（26）：2847-2854.

[34] SALAMA J K，MILANO M T. Radical irradiation of extracranial oligometastases. J Clin Oncol，2014，32（26）：2902-2912.

[35] SEPPENWOOLDE Y，BERBECO R I，NISHIOKA S，et al. Accuracy of tumor motion compensation algorithm from a robotic respiratory tracking system：a simulation study. Med Phys，2007，34（7）：2774-2784.

[36] SHULTZ D B，FILIPPI A R，THARIAT J，et al. Stereotactic ablative radiotherapy for pulmonary oligometastases and oligometastatic lung cancer. J Thorac Oncol，2014，9（10）：1426-1433.

[37] SIVA S，BRESSEL M，MAI T，et al. Single-fraction vs multifraction stereotactic ablative

body radiotherapy for pulmonary oligometastases（SAFRON Ⅱ）: the Trans Tasman Radiation Oncology Group 13.01 phase 2 randomized clinical trial. JAMA Oncol, 2021, 7（10）: 1476-1485.

[38] SIVA S, KRON T, BRESSEL M, et al. A randomised phase Ⅱ trial of Stereotactic Ablative Fractionated radiotherapy versus Radiosurgery for Oligometastatic Neoplasia to the lung （TROG 13.01 SAFRON Ⅱ）. BMC Cancer, 2016, 16（1）: 1-8.

[39] SUMIDA I, SHIOMI H, HIGASHINAKA N, et al. Evaluation of tracking accuracy of the cyberknife system using a webcam and printed calibrated grid. J Appl Clin Med Phys, 2016, 17（2）: 74-84.

[40] TAKEDA A, KUNIEDA E, OHASHI T, et al. Stereotactic body radiotherapy（SBRT）for oligometastatic lung tumors from colorectal cancer and other primary cancers in comparison with primary lung cancer. Radiotherapy and Oncology, 2011, 101（2）: 255-259.

[41] TIMMERMAN R, PAULUS R, GALVIN J, et al. Stereotactic body radiation therapy for inoperable early stage lung cancer. JAMA, 2010, 303（11）: 1070-1076.

[42] TREASURE T, MILOŠEVIĆ M, FIORENTINO F, et al. Pulmonary metastasectomy: what is the practice and where is the evidence for effectiveness?. Thorax, 2014, 69（10）: 946-949.

[43] TREE A C, KHOO V S, EELES R A, et al. Stereotactic body radiotherapy for oligometastases. Lancet Oncol, 2013, 14（1）: e28-e37.

[44] VON EINEM J C, STINTZING S, MODEST D P, et al. Frameless single robotic radiosurgery for pulmonary metastases in colorectal cancer patients. Cureus, 2020, 12（3）: e7305.

[45] WILCOX E E, DASKALOV G M, LINCOLN H, et al. Comparison of planned dose distributions calculated by Monte Carlo and Ray-Trace algorithms for the treatment of lung tumors with cyberknife: a preliminary study in 33 patients. Int J Radiat Oncol Biol Phys, 2010, 77（1）: 277-284.

第五章

胰腺癌射波刀治疗

第一节 概 述

胰腺癌是高度恶性的消化道肿瘤之一，预后较差。早期胰腺癌主要采用手术治疗，然而，大部分胰腺癌患者在确诊时已难以手术切除。对于不可切除的胰腺癌，放疗是主要的局部治疗手段之一，疗效确切。然而，由于胰腺癌往往邻近甚至侵犯肿瘤周围重要的器官，特别是肠道，故而传统放疗的剂量难以提高，因此疗效有限。目前的研究表明立体定向放疗能够显著提高胰腺癌放疗效果，因此逐步应用于早期、局部晚期以及晚期胰腺癌。

第二节 病理学诊断

一、胰腺癌病理特点

胰腺癌是指胰腺导管腺癌，是一种胰腺的恶性上皮源性肿瘤，显示腺样分化，可能起自表型类似的胰腺导管上皮，可产生黏液，并表达特征性的细胞角蛋白。

二、胰腺癌免疫组化

虽然目前没有组织化学或免疫组化标记物可以明确地分辨胰腺和胰腺外腺癌，但还是有一些标记物可以用于辨析胰腺的导管腺癌以及非导管类型的肿瘤或是其他胃肠道癌。

第三节 分 期

一、TNM 分期

美国癌症联合委员会（AJCC）发布了最新第 8 版胰腺癌分期，该分期 2018年起实施，具体见表 5-1。

表 5-1　TNM 分期

T 分期：

  　T$_1$：肿瘤最大径≤2cm

  　T$_{1a}$：肿瘤最大径≤0.5cm

  　T$_{1b}$：肿瘤最大径>0.5cm 但<1cm

  　T$_{1c}$：肿瘤最大径为 1～2cm

  　T$_2$：肿瘤最大径>2cm 但≤4cm

  　T$_3$：肿瘤最大径>4cm

  　T$_4$：肿瘤无论大小，侵犯腹腔干、肠系膜上动脉或肝总动脉

N 分期：

  　N$_1$：1～3 枚转移淋巴结

  　N$_2$：4 枚及以上转移淋巴结

M 分期：

  　M$_1$：远处转移

临床分期	T 分期	N 分期	M 分期
Ⅰ A 期	T$_1$	N$_0$	M$_0$
Ⅰ B 期	T$_2$	N$_0$	M$_0$
Ⅱ A 期	T$_3$	N$_0$	M$_0$
Ⅱ B 期	T$_1$	N$_1$	M$_0$
	T$_2$	N$_1$	M$_0$
	T$_3$	N$_1$	M$_0$
Ⅲ 期	T$_1$	N$_2$	M$_0$
	T$_2$	N$_2$	M$_0$
	T$_3$	N$_2$	M$_0$
	T$_4$	任何 N	M$_0$
Ⅳ 期	任何 T	任何 N	M$_1$

二、影像分期

　　在临床治疗中，尤其是外科手术治疗，多采用胰腺癌影像学分期，将胰腺癌分为可切除、临界可切除、局部晚期（不可切除）和转移性胰腺癌（表 5-2）。

表 5-2　胰腺癌影像学分期

分期	动脉	静脉
可切除	肿瘤未紧邻动脉（腹腔干、肠系膜上动脉、肝总动脉）	肿瘤未紧邻肠系膜上静脉或门静脉，或紧贴静脉但≤180°，无静脉受压变形

续表

分期	动脉	静脉
临界可切除	胰头/钩突： 肿瘤紧邻肝总动脉但未侵犯腹腔干或肝动脉分支，可完全切除肿瘤 肿瘤紧贴肠系膜上动脉，但≤180° 胰体尾： 肿瘤紧贴腹腔干，但≤180° 肿瘤紧贴腹腔干且>180°，但未侵犯腹主动脉，或紧邻胃十二指肠动脉但无侵犯	肿瘤紧贴肠系膜上静脉或门静脉且>180°，或≤180°但静脉受压，或有癌栓但有足够长度的静脉允许完全切除肿瘤且可重建静脉 肿瘤紧邻下腔静脉
局部晚期（不可切除）	胰头/钩突： 肿瘤包绕肠系膜上动脉>180° 肿瘤包绕腹腔干>180° 肿瘤包绕肠系膜上动脉第一分支 胰体尾： 肿瘤包绕肠系膜上动脉或腹腔干>180° 肿瘤侵犯腹腔干或腹主动脉	胰头： 由于肿瘤侵犯或阻塞肠系膜上静脉或门静脉而无法重建血管 肿瘤紧贴肠系膜上静脉第一属支 胰体尾： 由于肿瘤侵犯或阻塞肠系膜上静脉或门静脉而无法重建血管

第四节　适应证及禁忌证

一、适应证

1. **晚期**　局部晚期不可切除的胰腺癌。

2. **临界可切除**　对于临界可切除胰腺癌，可采用新辅助化疗联合序贯立体定向放疗（stereotactic body radiation therapy，SBRT）。

3. **复发**　术后复发胰腺癌。

4. **转移性胰腺癌**　包括伴有胰腺原发灶所致的腹痛、骨转移灶疼痛或系统治疗后部分转移灶疗效欠佳。

5. **一般状况较好**　主要包括以下内容：①以根治性治疗为目的时，建议患者 ECOG 评分为 0~2 分；若以姑息性治疗为目的，ECOG 评分可适当放宽。②血常规、肝肾功能、凝血功能无明显异常。血常规一般要求为：中性粒细胞计数≥1.5×10^9/L、血小板计数≥75×10^9/L；肝肾功能一般要求为：谷丙转氨酶和谷草转氨酶小于 2.5 倍正常参考范围上限、总胆红素和肌酐位于正常参考范围内；凝血功能国际标准化比值（INR）<2。尤其对于胰头癌伴梗阻性黄疸的患者，在射波刀治疗前，必须先置入胆管支架通畅胆管，同时予以降低胆红素等对症治疗。③肿瘤未侵犯胃肠道。因对于胰头癌患者，需排查肿瘤是否侵犯胃和十二指肠，

尤其是对于有恶心呕吐等消化道梗阻症状的患者，必须行胃镜检查，明确肿瘤是否压迫甚至侵犯至胃和十二指肠浆膜层内。对于肿瘤已侵犯消化道者，因治疗后容易出现消化道穿孔，所以不建议行射波刀治疗。

二、禁忌证

1. 肿瘤侵犯胃肠道。
2. 近期有胃肠道出血病史。
3. 因肿瘤疼痛或恶病质或脊柱、肌肉等疾病无法长时间平卧。
4. 活动性胃溃疡或十二指肠溃疡。

第五节　治疗前准备

一、明确诊断

首先需要明确胰腺癌的诊断。除病理活检明确诊断外，若反复穿刺活检均为阴性时，可根据临床诊断标准来明确胰腺癌。中国胰腺癌临床诊断标准有两组条件：

1. **必备条件**　① CA19-9≥37U/ml，能排除慢性胰腺炎、肝炎、胆囊及胆管炎，胆道梗阻等良性疾病以及胃肠道恶性肿瘤者。② CT/MRI 联合 PET/CT 检查有胰腺癌特征的占位性病变。③有病理（细胞学或组织学）确诊的胰内原发或胰外转移病灶。

2. **一般条件**　高危人群：①年龄大于 40 岁，有上腹部非特异性不适。②有胰腺癌家族史。③突发糖尿病患者，特别是不典型糖尿病，年龄在 60 岁以上，缺乏家族史，无肥胖，很快形成胰岛素抵抗者。④慢性胰腺炎患者：慢性胰腺炎在小部分患者中是一个重要的癌前病变，特别是慢性家族性胰腺炎和慢性钙化性胰腺炎。⑤导管内乳头状黏液瘤亦属于癌前病变。⑥患有家族性腺瘤息肉病者。⑦良性病变行远端胃大部切除者，特别是术后 20 年以上的人群。⑧长期吸烟、大量饮酒以及长期接触有害化学物质等。

二、放疗前的对症治疗

对于胰头癌患者，容易因肿瘤压迫胆总管，出现梗阻性黄疸。此时，需在内镜下置入胆管支架，通畅胆管，引流胆汁，解除梗阻性黄疸。在多次复查肝功能后，明确胆红素降至正常参考范围内，才能开始射波刀治疗。此外，胰头癌患者还可能因肿瘤压迫胃肠道出现胃肠道梗阻，因此在治疗前需置入胃肠道支架，缓解症状。同时对于有肿瘤压迫胃肠道的情况，需通过胃镜进一步明确肿瘤是否侵犯胃肠道，尤其是十二指肠，必要时可做病理活检；若出现肿瘤侵犯胃肠道，则该患者不适合进行射波刀治疗。

第六节　技术流程

胰腺癌射波刀治疗的技术流程见图 5-1。

一、放疗前讨论

射波刀治疗前充分讨论治疗的适应证及治疗过程中的注意事项。特别是金标植入的可能性、风险、植入的位置、颗数等需要充分讨论。

二、金标植入

由于胰腺肿瘤容易受到呼吸运动的影响，出现位移和形变。因此为了提高放疗精准性，必须在治疗前，在肿瘤附近或内部植入金标，提高治疗的精准性。若金标植入失败或患者无法耐受金标植入，则可次选射波刀其他追踪模式进行治疗。金标植入主要包括术前讨论、CT 定位、模板固定、插针、金标植入、术后护理 6 个步骤（图 5-2）。

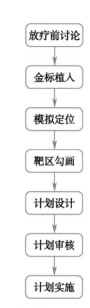

图 5-1　胰腺癌射波刀治疗流程图

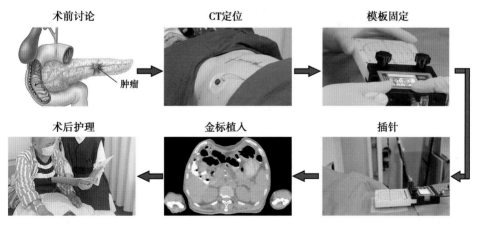

图 5-2　金标植入流程图

三、模拟定位

患者取仰卧位，手臂置于头部上方，真空负压袋固定。行 CT 及 MRI 扫描模拟定位，扫描层厚 3mm，扫描范围气管分叉至 L_5 水平。

四、靶区勾画

见本章第七节。

五、计划设计

物理师根据放疗医师制订的放疗方案设计放疗计划。

六、计划审核

高年资医师审核物理师设计的放疗计划,可以根据 CB-CHOP 法审核。

七、计划实施

治疗师按照审核通过的放疗计划实施治疗。注意射波刀设备进行 SBRT 时,若患者体内植入金标,采用 Synchrony™ 呼吸运动追踪模式进行治疗。若患者体内未植入金标,则采用 Xsight 脊柱追踪模式进行治疗。

第七节　靶区勾画

在行靶区勾画时,建议参考所有的影像学资料,包括 CT、MRI 和 PET/CT,必要时可将上述图像进行融合。

大体肿瘤体积(gross tumor volume,GTV):影像检查可见的肿瘤范围。

临床靶区(clinical target volume,CTV):包含邻近血管旁纤维组织,其在 CT 上呈血管周边边界模糊、灰色的组织。这些邻近肿瘤的区域,包含胰腺星形细胞、纤维增生和炎症反应的区域,是促进胰腺癌细胞增殖、转移重要的因素。如果无法确定血管是否被肿瘤侵犯,建议在未超过危及器官的限量下,将其归入 CTV(图 5-3)。

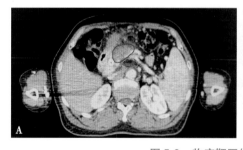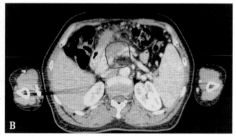

图 5-3　临床靶区(CTV)勾画要点图

A. 红色线条所示区域为肿瘤,黄色线条所示区域为纤维组织增生区域,包含胰腺星形细胞、纤维细胞;B. 将 A 中黄色线条所示区域作为 CTV,与肿瘤作为同一个靶区进行放疗。

肿瘤与血管间邻近区域（tumor-vessel interface，TVI）是肿瘤局部复发的高危区域。澳大利亚胃肠临床研究协作组和 Trans Tasman 肿瘤放疗协会的共识对 TVI 的定义是：GTV 外扩 5mm 所包含的血管和肿瘤与血管间的区域，这些血管包括腹腔干、肠系膜上动脉、肝总动脉、胃左动脉、肠系膜上静脉、门静脉、脾静脉或腹主动脉。因此，在外扩 GTV 时，这些血管与 GTV 距离小于 5mm 的部分，均需归入 CTV；而对于门静脉或腹主动脉，由于这些血管的管径较大，因此 CTV 仅需包括 5mm 以内的部分血管，对超过 5mm 的血管，无须归入 CTV。在 CTV 基础上，外扩 5mm 形成计划靶区（planning target volume，PTV）（图 5-4）。

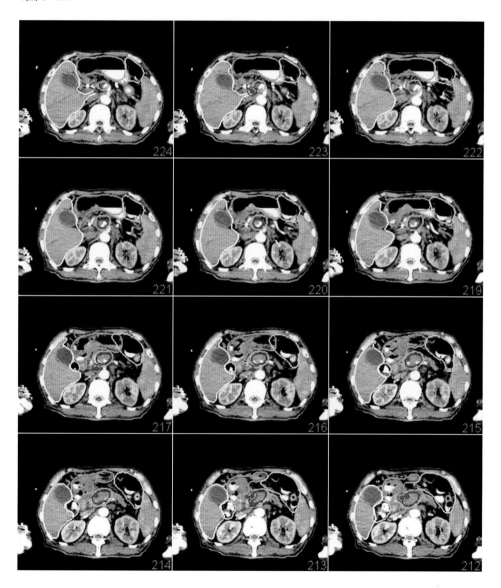

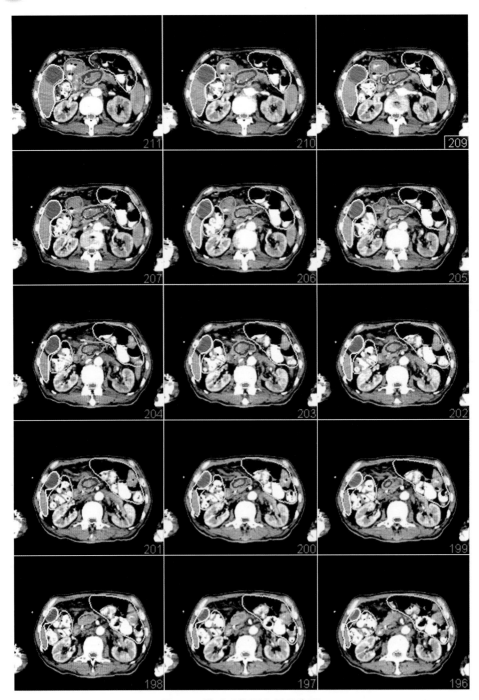

图 5-4　胰腺癌靶区勾画示意图

红色线条所示区域为大体肿瘤体积（GTV），蓝色线条所示区域为计划靶区（PTV）（GTV 外扩 5mm），包括肿瘤与血管间邻近区域（TVI）及亚临床病灶。紧贴胃肠道的肿瘤边缘，在外扩 5mm 后，进一步逐层修改，使 PTV 边缘略向内缩。

第八节　剂量分割模式

剂量分割方案见表5-3。

表5-3　胰腺癌射波刀治疗剂量分割方案

治疗方式	剂量 / 分割	BED/Gy	分割次数
临界可切除胰腺癌新辅助放疗	25～35Gy/5F	37.5～60	3～8F
局部晚期胰腺癌根治性(高姑息)放疗	25～45Gy/5F	37.5～90	3～8F
局部或区域复发胰腺癌姑息放疗	25～40Gy/5F	37.5～72	3～8F
再程放疗的剂量	25～35Gy/5F	37.5～60	3～8F

注:F,分次;BED,生物等效剂量。

第九节　临　床　疗　效

胰腺癌射波刀临床疗效见表5-4。

表5-4　胰腺癌射波刀治疗疗效

放疗方式	疗效	不良反应
临界可切除胰腺癌新辅助放疗	中位总生存期:17.5个月;1、2年总生存率:75%、29%;中位无进展生存期:12.2个月;1、2年中位无进展生存率:48%、18%	毒性(≥3级)发生率均为0%
局部晚期胰腺癌根治性(高姑息)放疗	中位总生存期:14.1个月;1、2、3年总生存期:57%、19%和10%;中位无进展生存期:10个月;1、2、3年中位无进展生存率:36%、12%和4%	急性胃肠道、急性血液学和晚期胃肠道毒性(≥3级)的综合发病率分别为2%、4%和8%。
术后局部或区域复发胰腺癌姑息放疗	SBRT+免疫+靶向:中位总生存期24.9个月;SBRT+化疗:中位总生存期22.8个月	3～4级不良反应:SBRT+免疫+靶向:22%SBRT+化疗:14%

注:SBRT,立体定向体部放疗。

第十节　注　意　事　项

1. **毒副反应的预防及治疗**　提前预防可能发生的毒副反应,当毒副反应发生时,及时治疗。

2. **十二指肠的管控**　定位以及治疗时均保持相同饮食状态,确保十二指肠的充盈程度类似。

3. 合并症的预处理   对于有合并疾病的患者，积极处理合并症，以确保射波刀治疗安全顺利完成。

4. 疼痛管理   根据镇痛原则，管理好患者疼痛，提高治疗依从性和治疗质量。

（张火俊　陈　意　朱晓斐　姜玉良　王俊杰）

推荐阅读文献

[1] 倪泉兴，虞先濬，刘亮.中国胰腺癌临床诊断标准的探讨.中国癌症杂志，2012，22：81-87.

[2] AL-HAWARY M M, FRANCIS I R, CHARI S T, et al. Pancreatic ductal adenocarcinoma radiology reporting template: consensus statement of the Society of Abdominal Radiology and the American Pancreatic Association. Radiology，2014，270（1）：248-260.

[3] APTE M V, WILSON J S, LUGEA A, et al. A starring role for stellate cells in the pancreatic cancer microenvironment. Gastroenterology，2013，144（6）：1210-1219.

[4] APTE M V, PARK S, PHILLIPS P A, et al. Desmoplastic reaction in pancreatic cancer: role of pancreatic stellate cells. Pancreas，2004，29（3）：179-187.

[5] KATZ M H G, OU F S, HERMAN J M, et al. Alliance for clinical trials in oncology（ALLIANCE）trial A021501: preoperative extended chemotherapy vs. chemotherapy plus hypofractionated radiation therapy for borderline resectable adenocarcinoma of the head of the pancreas. BMC Cancer，2017，17（1）：505.

[6] LIU S, LIU Y, YANG J, et al. Survival outcome after stereotactic body radiotherapy for locally advanced and borderline resectable pancreatic cancer: a systematic review and meta-analysis. Transl Oncol，2021，14（8）：101139.

[7] MYREHAUG S, SAHGAL A, RUSSO S M, et al. Stereotactic body radiotherapy for pancreatic cancer: recent progress and future directions. Expert Rev Anticancer Ther，2016，16（5）：523-530.

[8] OAR A, LEE M, LE H, et al. Australasian Gastrointestinal Trials Group（AGITG）and Trans-Tasman Radiation Oncology Group（TROG）guidelines for pancreatic stereotactic body radiation therapy（SBRT）. Pract Radiat Oncol，2020，10（3）：e136-e146.

[9] PALTA M, GODFREY D, GOODMAN K A, et al. Radiation therapy for pancreatic cancer: executive summary of an ASTRO clinical practice guideline. Pract Radiat Oncol，2019，9（5）：322-332.

[10] ZHU X, CAO Y, JU X, et al. Personalized designs of adjuvant radiotherapy for pancreatic cancer based on molecular profiles. Cancer Sci，2021，112（1）：287-295.

第六章

原发性肝癌射波刀治疗

第一节 概 述

　　射波刀系统主要由小型加速器、影像系统、机械臂系统、同步呼吸追踪系统、治疗床和定位系统组成，真正意义上实现了肿瘤的精确定位、精确计划和精确治疗。射波刀利用其独特的金标追踪肿瘤方式和同步呼吸追踪系统，最大限度地避免呼吸运动对肝脏肿瘤放疗的干扰，在治疗中实时监测和修正肝脏肿瘤位置的偏差，总体误差小于1mm。

第二节 分 期

　　肝癌分期标准主要分为以下三种：TNM分期、巴塞罗那分期、中国临床肝癌分期。我国主要使用中国临床肝癌分期方法。

　　中国临床肝癌分期根据肝脏肿瘤的数目、大小、血管侵犯、肝外转移、Child-Pugh分级以及体力状况（performance status，PS）评分6个因素，综合判定肿瘤分期，包括Ⅰa期、Ⅰb期、Ⅱa期、Ⅱb期、Ⅲa期、Ⅲb期和Ⅳ期（表6-1）。

表6-1 中国临床肝癌分期

肿瘤分期	体力状况（PS）评分	Child-Pugh分级	肿瘤状态
Ⅰa	PS 0~2分	A/B级	单个肿瘤、直径≤5cm，无血管侵犯和肝外转移
Ⅰb	PS 0~2分	A/B级	单个肿瘤、直径>5cm，或2~3个肿瘤、最大直径≤3cm，无血管侵犯和肝外转移
Ⅱa	PS 0~2分	A/B级	2~3个肿瘤、最大直径>3cm，无血管侵犯和肝外转移
Ⅱb	PS 0~2分	A/B级	肿瘤数目≥4个、肿瘤直径不论，无血管侵犯和肝外转移
Ⅲa	PS 0~2分	A/B级	肿瘤情况不论、有血管侵犯而无肝外转移
Ⅲb	PS 0~2分	A/B级	肿瘤情况不论、血管侵犯不论、有肝外转移
Ⅳ	PS 3~4	C级	肿瘤情况不论、血管侵犯不论、肝外转移不论

第三节　病理学诊断

一、获得病理学诊断的主要方法

1. 穿刺活检　经皮超声、CT 或 MRI 引导穿刺活检。推荐 7 点基线取材法。

2. 手术取材　术中或术后病理检查。

二、原发性肝癌的病理类型

原发性肝癌常见病理类型包括肝细胞癌（hepatocellular carcinoma，HCC）、肝内胆管癌（intrahepatic cholangiocarcinoma，ICC）和混合型肝细胞癌 - 胆管癌（combined hepatocellular-cholangiocarcinoma，cHCC-CCA）三种。三者在发病机制、生物学行为、治疗方案以及预后等方面有所差异（表 6-2）。

表 6-2　原发性肝癌的病理分型

病理类型	细胞来源	所占比例 /%
肝细胞癌	肝细胞	75～85
肝内胆管癌	胆管上皮细胞	10～15
混合型肝细胞癌 - 胆管癌	混合以上两个来源	<10

第四节　适应证及禁忌证

一、适应证

1. 因高龄、心肺功能差不能耐受手术和因其他原因拒绝手术治疗的 Ⅰa～Ⅲa 期患者。

2. 肿瘤侵犯下腔静脉或位于肝门区周围而无法手术的患者。

3. 巨块型肝癌或肝内子病灶≥4 个，经转化治疗后肿瘤可缩小至局限区域，能保障正常肝脏生理功能的患者。

4. 肝内病灶局限，伴肝外寡转移的Ⅲb 患者。

5. 因门静脉受肿瘤压迫或癌栓形成导致大量腹水的Ⅳ期患者姑息性治疗。

6. 放疗后复发的再程放疗。

二、禁忌证

1. 合并严重或未控制的基础疾病　如严重或未控制的高血压、糖尿病、心脑血管疾病及器官功能不全，合并严重感染等，预期无法耐受立体定向放疗。

2. 精神病患者或依从性差,无法配合完成治疗。

3. 体位无法配合,如无法平卧 30 分钟以上。

4. 弥漫或晚期肝内病灶弥散分布或中国肝癌临床分期Ⅳ期。

5. 肝功能严重障碍(Child-Pugh C 级),包括黄疸、肝性脑病、难治性腹水或肝肾综合征。

第五节　技术流程

技术流程见图 6-1。

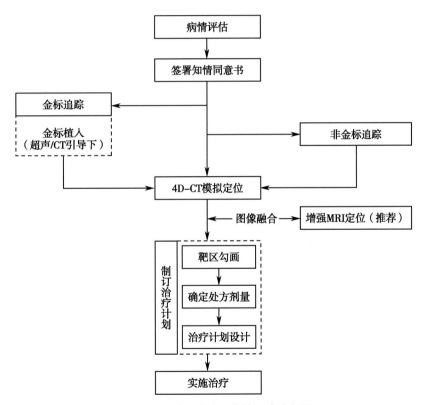

图 6-1　射波刀治疗原发性肝癌流程图

一、病情评估

根据患者病史、临床表现、实验室检查、影像资料等进行病情评估。评估重点为适应证、禁忌证。其他包括治疗风险和预期效果等。有条件单位,建议包括有普外科、放疗科、消化肿瘤内科、介入科等医生参与的多学科协作团队(MDT)对患者进行病情评估,确定治疗方案。经放疗科医生评估可行立体定向放疗。

评估患者是否适合金标植入(有无金标植入适应证、禁忌证,植入路径,植入影像引导方式及相关风险性),是否造影剂过敏,是否可行肝脏 MRI 检查。

二、签署知情同意书

患者治疗前签署知情同意书。向患者充分交代治疗风险及预后。

三、金标植入(金标追踪)

由于腹式呼吸的影响,肝脏具有随呼吸运动的特点。行射波刀治疗,建议采用金标追踪,以使治疗更加精准。采用金标追踪需要在肿瘤边缘或肿瘤内先植入金标,常用影像引导方式包括超声引导金标植入及 CT 引导金标植入。5～7天后行 CT 模拟定位。金标植入需注意以下要点:

1. **金标植入适应证**　①无严重基础疾病,预期可耐受肝穿刺;②有合适的穿刺路径;③凝血功能正常,以及合适时间内未使用影响凝血和/或血小板凝聚的药物。

2. **金标植入位置**　距离目标病灶靶区不超过 6cm,三维空间上金标之间的间隔不小于 2cm。尽量避免在 45°±15°,以及 135°±15° 穿刺植入相邻粒子。全部金标应分布在 20cm×20cm 内。

3. **金标植入的数量**　若病情允许,通常建议植入 4～6 颗。

4. **超声引导金标植入流程**　①签署肝癌金标植入术知情同意书。②根据肝内病灶位置选择合适的体位,可选择仰卧位、俯卧位或左侧卧位。③超声探明肿瘤,根据病灶、血管、胆管解剖位置,设计穿刺路径,确定体表穿刺点。④常规消毒、铺无菌孔巾,局部浸润麻醉。⑤沿超声引导线将穿刺针穿刺至肿瘤内部或周围,确定针尖位置后,拔出针芯,放入金标,并将针芯套入将金标推出针尖,超声显示金标在预定位置后退出穿刺针,局部消毒,无菌方纱覆盖穿刺口,确定无渗血后胶布固定。⑥术后患者应平卧休息至少 6 小时,避免剧烈运动,常规应用止血药物,严密观察生命体征变化。

5. **CT 引导金标植入流程**　①患者固定,CT 扫描:根据患者近期影像学资料,拟定大致穿刺路径,选择合适体位,负压真空袋固定,增强 CT 扫描,层厚5mm。②确定穿刺路径、体表标记穿刺点:在 CT 图像上选择病灶合适层面设计2 个穿刺路径,于患者体表投影确定穿刺点并做十字标记。③消毒、铺巾、麻醉:穿刺点周围 15cm 范围,安尔碘消毒 3 遍,铺孔巾,1% 利多卡因局部浸润及肋间神经阻滞麻醉。④安装和校位模板:将无菌模板安装于导航架上,将模板坐标中心对准体表十字标记,按导航架角度仪显示将模板角度调整至与预穿刺进针角度一致。⑤模板联合 CT 引导下经皮穿刺:在模板引导及 CT 监视下穿刺金标植入针,可先进针至皮下,确认方向位置后,再进针到位。⑥植入金标:进针到位后,采用金标植入器植入金标,每根针植入 2 颗金标,共 4 颗。⑦确认金标位置:

退针约 1cm，CT 扫描观察金标位置，必要时补植金标（图 6-2）。⑧拔针包扎、术后观察：术毕加压包扎穿刺部位，CT 扫描观察有无气胸、出血等并发症，若出现并发症给予相应处理（详见第十一章）。

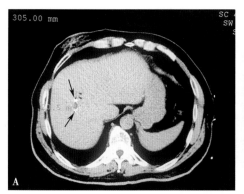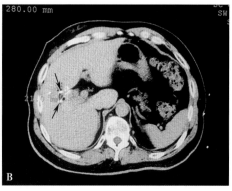

图 6-2 确认金标位置（箭头所示）
A. CT 示穿刺针 1 所植金标及其间距（2 颗）；B. CT 示穿刺针 2 所植金标及其间距（2 颗）。

四、模拟定位（CT 及 MRI）

1. **体位固定** 体位以仰卧为主。患者自然平躺，双侧上肢置于身体两侧，自然平静呼吸。负压真空垫塑形固定体位。

2. **模拟 CT 扫描** ①扫描层厚：1~1.5mm；连续、无间距扫描，最多可容纳512 个断层。②扫描范围：至少包括肝脏上、下 15cm。③如无禁忌，推荐增强动脉静脉双期 CT 扫描。④如有条件，建议同时扫描 4D-CT，观测肝脏活动范围及规律。治疗采用非金标追踪方式时，定位时则必须行 4D-CT 扫描定位。定位图像传输至射波刀治疗计划系统待制订治疗计划。

3. **靶区范围** 强烈建议利用 MRI 与 CT 影像融合技术确定靶区范围。如有条件，建议行 MRI 扫描定位（带有平板和与 MRI 兼容的固定设备的专用 MRI 扫描系统，层厚度通常 <3mm）。连续、等间距扫描。定位图像传输至治疗计划系统。如有 PET/CT 影像，也可将 DICOM 文件与定位 CT 融合，或参照影像资料确定靶区。

五、靶区勾画

见本章第六节。

六、处方剂量

见本章第七节。

七、治疗计划设计

物理师应用治疗计划系统逆向设计、计算治疗计划。主管医师审核计划质量，主要评估计划靶区（planning target volume，PTV）是否达到处方剂量（通常评价达到一定靶区体积百分比的剂量 D_X 和达到一定比例处方剂量的靶区体积百分比 V_X）及正常组织限制剂量是否达标。

八、治疗实施

在治疗室摆位时应注意确保固定方式、固定器、患者体位和相关门控设备与CT定位时保持一致。每次治疗前应采用45°正交X线摄像机进行位置验证，当位置精度满足临床需求时方可实施。金标追踪模式治疗过程中，患者须佩戴红外发射点固定马甲，利用治疗床尾端红外探测器，通过金标＋呼吸追踪模式，以确保患者治疗位置肿瘤的运动在PTV范围内。

第六节　靶区勾画

一、肿瘤靶区勾画

建议结合多模态影像学资料来确定靶区范围。定位CT与MRI图像融合（图6-3）。

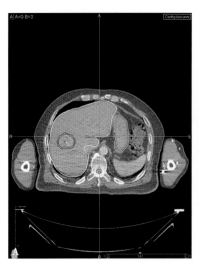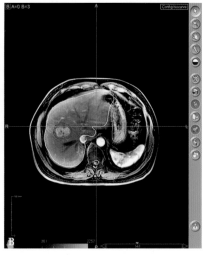

图6-3　定位CT与MRI图像融合
A. 定位CT（动脉期）图像；B. 定位MRI-T_1C图像。

　　大体肿瘤体积（gross tumor volume，GTV）：结合平扫和增强定位 CT 图像，并参考多模态 MRI 定位图像来确定 GTV 范围。建议对原发肿瘤及血管癌栓进行独立勾画。原发肿瘤：在定位 CT 或 MRI 中的动脉期显示，在静脉期或者延迟期中造影剂排空，原发肿瘤宜在动脉期勾画。血管癌栓：在定位 CT 或 MRI 中的动脉期显示，在静脉期或者延迟期中造影剂排空，癌栓宜在静脉期或者延迟期勾画（图 6-4）。

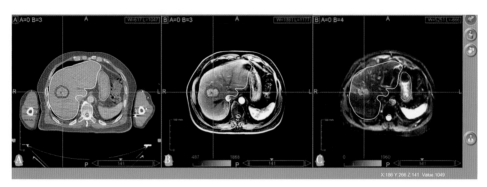

图 6-4　在 CT 上勾画靶区，参照融合的 MRI-T$_1$C、MRI-DWI 勾画大体肿瘤体积（GTV）范围
A. 靶区在定位 CT（动脉期）上的位置；B. 靶区在定位 MRI-T$_1$C 上的位置；C. 靶区在定位 MRI-DWI 上的位置。

　　临床靶区（clinic tumor volume，CTV）：对于原发肿瘤，不需要外放 CTV。癌栓位置局限于血管内，也不需要外放 CTV。肝细胞肝癌淋巴结转移较少见，常规情况下无淋巴结转移的患者 CTV 不包含淋巴引流区。对于已经出现淋巴结转移的患者，CTV 应包含对应的淋巴结引流区。

　　计划靶区（planning target volume，PTV）：若采用金标追踪，则 GTV 外扩 3～5mm 生成 PTV（图 6-5、图 6-6）。若采用其他方式追踪，则建议 4D-CT 扫描确定内靶区（internal target volume，ITV），推荐在 4D-CT 各时相上分别勾画 GTV 然后叠加生成 ITV，或根据 4D-CT MIP 图像勾画 ITV。ITV 外放 3～5mm 生成 PTV。在不损失 GTV 的情况下，允许医生酌情在结肠肝曲等相邻关键结构处进行调整，不推荐与胃、结肠重叠。应包含整个 GTV 和 CTV。

二、危及器官勾画

　　危及器官（organ at risk，OAR）勾画，通常危及器官包括正常肝脏组织、胃、结肠（结肠肝曲）、十二指肠、食管、心脏、双肾、脊髓等（图 6-5、图 6-6、表 6-3）。

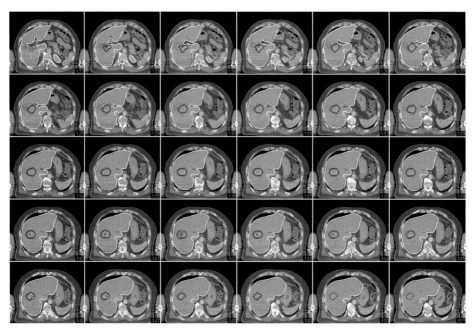

图 6-5　CT 序列下靶区及危及器官勾画示例

注：红色线条所示区域为大体肿瘤体积（GTV）；蓝色线条所示区域为计划靶区（PTV）（GTV
外扩 3mm）；白色线条所示区域为肝脏；粉色线条所示区域为胃。

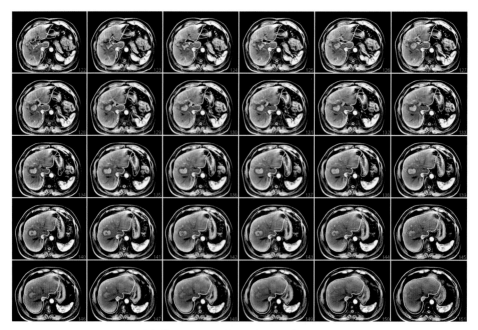

图 6-6　融合的 MRI-T$_1$C 序列下靶区及危及器官勾画示例

注：红色线条所示区域为大体肿瘤体积（GTV）；蓝色线条所示区域为计划靶区（PTV）（GTV
外扩 3mm）；白色线条所示区域为肝脏；粉色线条所示区域为胃。

表 6-3　美国医学物理学家协会（AAPM）101 号报告中肝脏射波刀治疗时常见的危及器官限量

	阈值体积 /ml	1F		3F		5F		副作用（≥3 级）
		阈值剂量 /Gy	最大点剂量 /Gy	阈值剂量	最大点剂量	阈值剂量	最大点剂量	
食管	<5	11.9	15.4	17.7Gy	25.2Gy	19.5Gy	35Gy	狭窄 / 瘘
胃	<10	11.2	12.4	16.5Gy	22.2Gy	18.0Gy	32.0Gy	溃疡 / 狭窄
十二指肠	<5	11.2	12.4	16.5Gy	22.2Gy	18.0Gy	32.0Gy	溃疡
	<10	9.0		11.4Gy		12.5Gy		
小肠	<5	11.9	15.4	17.7Gy	25.2Gy	19.5Gy	35.0Gy	肠炎 / 肠梗阻
结肠	<20	14.3	18.4	24.0Gy	28.2Gy（9.4Gy/F）	25.0Gy	38.0Gy	结肠炎 / 狭窄
肝脏	700	9.1		19.2Gy		21.0Gy		肝功能不全

注：F，分次。

第七节　处　方　剂　量

一、靶区剂量

SBRT 技术治疗肝癌的最佳剂量及分割模式目前尚未达成统一共识，临床上剂量与分割次数的选择是通过对肝脏储备功能、周围正常器官的耐受剂量以及肿瘤的大小、数量和部位等诸多因素综合考量后作出的。一般推荐≥30～60Gy/3～10F。

二、危及器官限制剂量

危及器官剂量限制：危及器官包括正常肝脏组织、食管、胃、十二指肠、结肠、双肾、脊髓等，其耐受剂量受放疗总剂量、分割次数、肝功能分级、正常肝体积等诸多因素影响。具体可依据美国医学物理学家协会的剂量限制指南（表 6-3）。

第八节　临　床　疗　效

原发性肝癌的常见治疗方法包括手术切除、放疗、肝动脉介入化疗栓塞术、消融、靶向药物、免疫药物治等。

早期原发性肝癌射波刀治疗，有效率可高达 90%～98%，术后 1 年和 3 年的生存率分别为 92%～100% 和 76%～78%，不良反应一般为 1～2 级的胃肠道反应（表 6-4）。

中晚期肝癌采取立体定向放疗同样也可改善预后，提高生活质量。如合并门脉癌栓的肝癌行射波刀治疗，治疗有效率可高达 70%～75%，1 年生存率为 33.3%～56.7%。

此外，均有文献报道射波刀联合介入治疗、化疗、靶向、免疫等治疗，对于早期或中晚期原发性肝癌有较好临床效果。

表 6-4　射波刀 SBRT 治疗肝癌部分结果

研究	可否手术	病例数	剂量/分割	局部控制率	总生存率	≥3 级不良反应病例占比
Que J, 2016	否	115	26～40Gy/3～5F	85.3%（1 年，野内）81.6%（2 年，野内）51.5%（1 年，野外）49.5%（2 年，野外）	63.5%（1 年）41.3%（2 年）	24.3%（3 级）
Liang P, 2016	—	104	28～55Gy/2～6 F（中位数 45Gy/3F）	—	62.2（1 年），44.2%（2 年）	0（4 级）
Bibault J E, 2013	否	75	24～45Gy/3F	89.8%（1 年）89.8%（1 年）	78.5%（1 年），50.4%（2 年）	0
Roquette I, 2022	—[①]	318	21～54Gy/3～6F	94%（2 年）94%（5 年）	72%（1 年）44%（2 年），11%（5 年）	急性反应：2.5%（3 级）晚期反应：4.1%（3 级）均无 3 级
沈泽天，2015	否	28	36～54Gy（中位数 45Gy）/3～5F		57.1%（1 年），32.1%（2 年）	0
杨塑，2019	否[②]	35（射波刀）45（消融）	40～55Gy（中位数 54Gy）/5～8F	94.3%（1 年）91.0%（1 年）	100%（1 年）100%（1 年）	0 6.7%

注：SBRT，立体定向体部放疗；F，分次。

①初治病例或其他治疗（手术切除、射频消融术、经肝动脉化疗栓塞术、放疗、化疗或靶向等）失败病例。

②小肝癌。

第九节　注　意　事　项

射波刀是精准放疗手段，一是要求靶区要精准，所以倡导以 CT、MRI 等多模态影像手段精确勾画靶区。二是要求治疗精准，所以强烈推荐金标植入引导技术。同时利用射波刀呼吸追踪等手段可以达到肿瘤不脱靶，正常器官剂量低等优势效果。

肝癌金标植入术是一项有创操作，常见的并发症及处理方式如下：

1. 诱发心脑血管意外。须严格把握肝癌金标植入术的适应证和禁忌证，术前充分评估患者的病情，常规测量生命体征。

2. 肝脏肿瘤破裂或肝内动脉误伤出血。处理：启动抢救流程，严密观察生命体征变化，适当应用止血药物，若有休克应补液扩容，及时请介入科及外科会诊行急诊动脉栓塞术或动脉结扎术。年龄较大，特别是>80 岁以上的患者，凝血功能相对较弱，需注意持续性出血风险。

3. 金标迁移。金标植入术后 24 小时内再次行超声或 CT 检查，确认金标所处位置是否满足治疗需要，若出现金标迁移，则根据病情酌情考虑再次行金标植入术。

4. 合并乙肝病毒（HBV）感染的患者，在射波刀治疗前要检测 HBV-DNA 载量，高于正常值者，须先行抗病毒治疗。

随访：每位患者在完成治疗后 2 个月内进行 1 次复查，第 1 年每 2～3 个月随访 1 次，1 年以后每 3～4 个月随访 1 次。每次随访对患者的症状、体征、血常规、肝功能、肿瘤标志物及腹部 CT 或 MRI（均要求为平扫＋增强）进行评估。同时伴有病毒性肝炎的患者要复查外周血病毒载量（HBV-DNA 和 HCV-RNA）。

（练祖平　姜玉良　谢有科　韦婷婷）

推荐阅读文献

[1] 国家卫生健康委办公厅. 原发性肝癌诊疗指南（2022 年版）. 中华外科杂志，2022，60（4）：273-309.

[2] 李玉，张素静，刘小亮，等. 立体定向放射治疗 50 例早期原发性肝癌临床疗效观察. 肿瘤学杂志，2016，22（1）：49-52.

[3] 沈泽天，王震，武新虎，等. 射波刀 cyberknife 治疗无法手术切除原发性肝内胆管细胞癌疗效观察. 肿瘤防治研究，2015，42（8）：818-823.

[4] 杨塑，谢辉，王权，等. 射波刀与射频消融治疗小肝癌的近期效果比较. 临床肝胆病杂志，2019，35（9）：1965-1969.

[5] BENEDICT S H，YENICE K M，FOLLOWILL D，et al. Stereotactic body radiation therapy: the report of AAPM task group 101. Medical physics，2010，37（8）：4078-4101.

[6]　BIBAULT J E，DEWAS S，VAUTRAVERS-DEWAS C，et al. Stereotactic body radiation therapy for hepatocellular carcinoma：prognostic factors of local control，overall survival，and toxicity. PLoS One，2013，8（10）：e77472.

[7]　LIANG P，HUANG C，LIANG S X，et al. Effect of cyberknife stereotactic body radiation therapy for hepatocellular carcinoma on hepatic toxicity. OncoTargets and therapy，2016，9：7169-7175.

[8]　LIN Z，LIU J，PENG L，et al. Complete pathological response following neoadjuvant FOLFOX chemotherapy in BRCA2-mutant locally advanced rectal cancer：a case report. BMC Cancer，2018，18（1）：1253.

[9]　MATSUO Y，YOSHIDA K，NISHIMURA H，et al. Efficacy of stereotactic body radiotherapy for hepatocellular carcinoma with portal vein tumor thrombosis/inferior vena cava tumor thrombosis：evaluation by comparison with conventional three-dimensional conformal radiotherapy. J Radiat Res，2016，57（5）：512-523.

[10]　QUE J，KUO H T，LIN L C，et al. Clinical outcomes and prognostic factors of cyberknife stereotactic body radiation therapy for unresectable hepatocellular carcinoma. BMC Cancer. 2016，16（1）：451.

[11]　QUE J，WU H C，LIN C H，et al. Comparison of stereotactic body radiation therapy with and without sorafenib as treatment for hepatocellular carcinoma with portal vein tumor thrombosis. Medicine，2020，99（13）：e19660.

[12]　ROQUETTE I，BOGART E，LACORNERIE T，et al. Stereotactic body radiation therapy for the management of hepatocellular carcinoma：efficacy and safety. Cancers，2022，14（16）：3892.

第七章

肝转移癌射波刀治疗

第一节　概　　述

　　肝转移癌临床较为常见。由于肝脏具有双重血供，多种实体瘤的肿瘤细胞可经过肝动脉和门静脉系统转移至肝脏，也可经过淋巴系统转移至肝脏；此外，邻近肝脏的肿瘤也可直接浸润转移至肝脏，形成肝继发性恶性肿瘤，也称肝转移癌。肝转移癌的原发病灶主要来源按发生率排序为结直肠癌、胰腺癌、乳腺癌和肺癌，其他部位如肉瘤、黑色素瘤、前列腺癌、宫颈癌等发生肝转移也并不少见。有统计学结果显示恶性肿瘤患者中约有 40% 的人群伴有肝继发性恶性肿瘤。肝转移癌治疗方法复杂，应通过多学科协作团队（MDT），根据原发灶来源、转移灶数量、患者一般情况等综合讨论，进而制订个体化的治疗方案。

　　随着放疗技术的发展，以射波刀为代表的立体定向放疗作为非手术治疗手段在肿瘤治疗方面取得了较好的疗效。射波刀应用呼吸联合金标等追踪方式，能够通过实时追踪肿瘤位置而达到精准治疗的目的，在治疗肝内病灶时更具优势。有研究表明射波刀治疗来源于结直肠癌、乳腺癌、胰腺癌、前列腺癌等的肝转移癌均安全有效。

第二节　适应证及禁忌证

一、适应证

　　1. 局部不可切除的肝转移癌。

　　2. 因高龄或合并内科疾病无法耐受或拒绝其他治疗方法的患者。

　　3. 患者一般情况良好，KPS≥70 分。

　　4. 原则上肝脏转移瘤数目不超过 5 个，治疗目标肿瘤直径≤7cm，也有治疗肿瘤直径 10cm 以上甚至更大者，根据患者具体情况掌握。

　　5. 血常规一般要求白细胞计数≥$2.5×10^9$/L、血小板计数≥$75×10^9$/L。

　　6. 肝肾功能一般要求谷丙转氨酶和谷草转氨酶低于 5 倍正常参考值上限、总胆红素低于 2 倍正常参考值上限，肌酐在正常参考范围内。

　　7. 预后差，预计生存期≥3 个月。

二、禁忌证

1. **一般情况差**　恶病质状态。
2. **感染**　合并未控制的感染。
3. **并发症**　合并肠梗阻、消化道溃疡、出血等。
4. **肝体积不足**　有效剩余肝体积<700mm^3。

第三节　治疗前准备

一、治疗前常规影像学检查

腹部超声、增强 MRI 和 / 或增强 CT、胸部 CT 等，必要时可根据患者情况安排颅脑 MRI 或 CT、全身骨扫描和 PET/CT 等。

二、治疗前常规及生物化学检查

血常规、尿常规、便常规、生化系列、凝血功能、肿瘤标志物检测、乙肝血清标志物五项（如既往有乙肝病史，建议加乙肝病毒定量 HBV-DNA）、丙型肝炎抗体检测（如既往有丙肝病史，建议加丙肝病毒定量 HCV-RNA）、梅毒螺旋体抗体及艾滋病抗原 / 抗体相关化验等。

第四节　技　术　流　程

一、金标植入术

1. **体位固定**　患者仰卧位，真空垫固定体位，心电血压监护，见图 7-1。

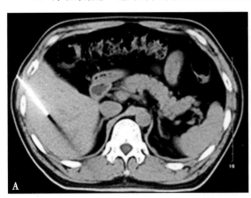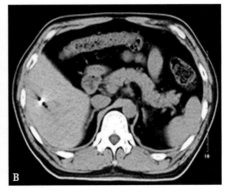

图 7-1　金标植入术

A. 穿刺到位；B. 金标植入后。

2. **CT扫描确定进针路径及标记体表进针点**　根据病灶部位，于体表放置光栅并固定后，行CT扫描。选择进针点，勾画体表定位线，确定进针点、进针角度及方向。

3. **消毒、铺巾、局部麻醉**　消毒、铺巾后，采用2%利多卡因局部浸润麻醉。

4. **CT复扫确认进针角度与方向**　CT扫描再次确认进针角度及方向，同时测量进针深度。

5. **金标植入针进针**　金标植入针进针至预计深度。再次扫描CT验证进针角度及深度，确认金标是否到位。

6. **金标植入原则**

（1）间距：两两金标之间的间距不小于2cm，由追踪算法所定。

（2）数目：植入金标数量推荐3～6颗。少于3颗，只能计算3个平移偏差，3颗以上可以计算6维偏差。

（3）距离：金标距离靶区的最大距离小于5～6cm。距离较远，一是无法精确反映肿瘤的位置和动度，二是影响计划设计中射束的分布。

（4）角度：金标在45°方向上不能共线。射波刀的成像系统与水平面呈45°角，如果两颗金标在45°方向上共线，则会在成像时重合到一点。

（5）连线范围：金标两两连线的角度大于15°，由追踪算法所定。

（6）金标组：应分布在20cm×20cm范围内，因在等中心处成像系统的扫描视野是20cm×20cm。

二、CT模拟机定位

金标植入后5～7天，扫描CT再次确认金标位置，如金标在预定位置则可安排CT定位，见图7-2。以CT平扫为基准图像，腹部平扫MRI、腹部增强MRI、腹部增强CT、PET/CT为辅助图像，扫描要求如下：

1. **对比剂**　患者定位扫描前口服对比剂，以便临床医师勾画靶区时准确区分胃肠道等敏感器官。

2. **呼吸训练**　扫描前对患者进行呼吸训练，嘱患者在保持平静呼吸状态的基础上，按要求屏气后，进行扫描以获取影像。

3. **机架角度**　为0°，垂直，居脊柱中线扫描。

4. **扫描范围**　上下扩展20cm，最多512层，水平位左右边界取最大扫描范围。

5. **其他扫描条件**　层厚≤1.5mm，连续，无间距，等厚度扫描，支持扫描后进行薄层重建。

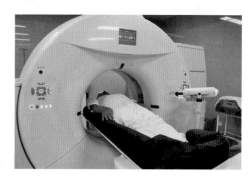

图7-2　CT模拟机定位

第五节 靶区勾画与处方剂量

一、靶区勾画

将基准图像和辅助图像进行融合。在基础图像上确认大体的肿瘤范围，并进行靶区勾画。根据国内外文献，与常规加速器放疗不同的是，射波刀治疗时大体肿瘤体积（gross tumor volume，GTV）与临床靶区（clinical target volume，CTV）是等同的，不需要额外再扩 CTV，见图 7-3。计划靶区（planning target volume，PTV）是在 CTV（GTV）的基础上，根据肿瘤具体情况，同时结合金标与病灶的距离和肝脏不同分段的动度进行外扩，外扩后对和正常胃肠组织重叠的部分进行避让与修回。靶区确认之后，需在基准图像上再次确定范围，并再勾画正常组织（肺、食管、胃肠道、正常肝脏、脊髓、双侧肾脏等）。

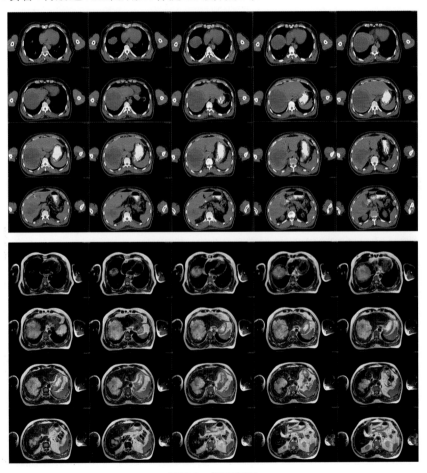

图 7-3 靶区勾画

二、剂量分割模式

目前国内外多中心对剂量分割模式尚无统一标准。常规采取 18～30Gy/1F 或采用 36～60Gy/3F 等，也有医疗机构将生物等效剂量（biological equivalent dose，BED）（α/β=10）=100Gy 作为剂量参考。笔者所在单位根据我国患者的特点，针对肿瘤大小和位置以及治疗目的，常采用45～60Gy/3～8F 等分割方式。

三、治疗实施

物理师按照要求，利用治疗计划系统进行计划设计和剂量计算。放疗专家对治疗计划评估和审核后，授权为可执行计划。治疗前，患者穿戴好型号合适的呼吸追踪背心，以便获取体表动度数据，呼吸频率和幅度稳定后，自然状态下平躺于体位固定器中开始接受射波刀治疗（图 7-4）。

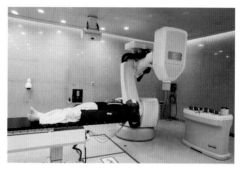

图 7-4　放疗实施

技术路线见图 7-5。

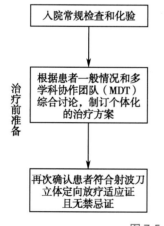
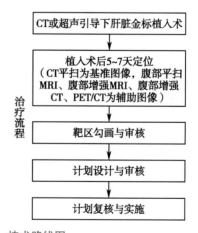

图 7-5　技术路线图

第六节　临 床 疗 效

肝脏是消化系统和身体其他部位恶性肿瘤最易转移的部位。影响肝转移癌患者预后的因素复杂，除受肝转移灶治疗疗效的影响外，还受原发病治疗疗效的影响。目前的文献显示：肝转移癌的 1 年生存率为 39.4%～89.9%，2 年生存率为 15.0%～78.3%，不同原发部位预后差异大（表 7-1）。

表 7-1　肝转移癌临床疗效

研究	例数（病灶）	原发部位	剂量/分割	中位随访/月	局部控制率	总生存率	毒性
Mcpartlin A 等（2017）	60（105）	结直肠	22.7～62.1Gy/6F	16	1 年 50% 2 年 32%	1 年 63% 2 年 26%	1 例 3 级消化道毒性
Berkovic P 等（2017）	43（55）	结直肠为主	45Gy/3F	18.9	1 年 81.3% 2 年 76.3%	1 年 86.9% 2 年 78.3%	3 级胃肠道反应和 2 级胃肠道反应发生率 5% 疲劳发生率 11%
Goodman B 等（2016）	81（106）	结直肠为主	30～60Gy/3～5F	33.6	1 年 96% 2 年 91%	1 年 89.9% 2 年 68.6% 3 年 28.0%	3 级以上肝毒性发生率 4.9%
Mahadevan A 等（2018）	427（568）	结直肠为主	12～60Gy/1～5F	14	$BED_{10} \geq 100Gy$ 组的 2 年局部控制率（77.2% vs. 59.6%）	1 年 76.4%	无 3 级以上毒性反应
De La Peña C 等（2020）	24（32）	结直肠为主	45Gy/3F	22	1 年 82% 2 年 76.2%	1 年 85.83% 2 年 68%	无 3 级以上毒性反应
Ji X 等（2021）	89	胰腺	25～50Gy/5～7F	20.9	6 个月 87.4% 12 个月 77.9%	6 个月 62.0% 12 个月 39.4%	1 例 3 级胃肠道毒性
Shen Z T 等（2020）	20	前列腺	30～50Gy/3～5F	17	85.0%	1 年 85.0% 2 年 15.0%	无 4～5 级毒性反应
Lemoine P 等（2021）	44	乳腺	15～54Gy/3～10F	40.8	2 年和 3 年时均为 100%	3 年 81%	3 例 2 级急性毒性反应

注：BED_{10}，生物等效剂量（$\alpha/\beta=10$）；F，分次。

（段学章　孙　静　徐　飞）

推荐阅读文献

[1] BERKOVIC P, GULYBAN A, NGUYEN P, et al. Stereotactic robotic body radiotherapy for patients with unresectable hepatic oligorecurrence. Clin Colorectal Canc, 2017, 16 (4): 349-357.e341.

[2] DE LA PEÑA C, GONZALEZ M, GONZALEZ C, et al. Stereotactic body radiation therapy for liver metastases: clinical outcomes and literature review. Rep Pract Oncol, 2020, 25 (4): 637-642.

[3] GOODMAN B, MANNINA E, ALTHOUSE S, et al. Long-term safety and efficacy of stereotactic body radiation therapy for hepatic oligometastases. Pract Radiat Oncol, 2016, 6 (2): 86-95.

[4] JI X, ZHAO Y, HE C, et al. Clinical effects of stereotactic body radiation therapy targeting the primary tumor of liver-only oligometastatic pancreatic cancer. Front Oncol, 2021, 11: 659987.

[5] LEMOINE P, BRUAND M, KAMMERER E, et al. Stereotactic body radiation therapy for oligometastatic breast cancer: a retrospective multicenter study. Front Oncol, 2021, 11: 736690.

[6] LI X, RAMADORI P, PFISTER D, SEEHAWER M, et al. The immunological and metabolic landscape in primary and metastatic liver cancer. Nat Rev Cancer, 2021, 21 (9): 541-557.

[7] MAHADEVAN A, BLANCK O, LANCIANO R, et al. Stereotactic body radiotherapy (SBRT) for liver metastasis-clinical outcomes from the international multi-institutional RSSearch® Patient Registry. Radiat Oncol, 2018, 13 (1): 26.

[8] MCPARTLIN A, SWAMINATH A, WANT R, et al. Long-term outcomes of phase 1 and 2 studies of SBRT for hepatic colorectal metastases. Int J Radiat Oncol, 2017, 99 (2): 388-395.

[9] SHEN Z T, ZHOU H, JI X Q, et al. Cyberknife stereotactic body radiotherapy for liver metastases from prostate cancer. Zhonghua Nan Ke Xue, 2019, 25 (5): 333-339.

第八章
脊柱肿瘤射波刀治疗

第一节 概　述

　　脊柱肿瘤按来源可分为原发和继发两种类型。脊柱原发肿瘤并不常见，在每年新诊断的所有肿瘤中，原发性骨肿瘤的发生率小于 0.2%，其中只有 5% 发生于脊柱，但是其死亡率、致残率高，危害极大。脊柱继发肿瘤是由其他原发恶性肿瘤转移至脊柱所致，发病率较高，脊柱转移可引起包括疼痛、脊髓压迫、高钙血症和病理性骨折等症状及骨相关不良事件，严重影响患者的生活质量。

　　对于大部分患者而言，外科手术和放疗是针对脊柱肿瘤的主要局部治疗手段。由于脊柱毗邻多个重要器官，解剖结构复杂，手术需要切除肿瘤边缘的重要结构，如硬膜、脊髓、神经根，造成患者生理功能的丢失以及生活质量的下降，因此降低了完整切除的可能性。放疗作为肿瘤局部治疗的重要手段，能够与手术相互配合、相互补充，在脊柱肿瘤的治疗中占有重要地位。

　　立体定向体部放疗（stereotactic body radiotherapy，SBRT）通过多束互相不平行的射线束聚焦于靶区上，能够在较少的分割次数内对病灶区域实现较高剂量的照射，同时将邻近器官和脊髓的损伤风险控制在较低的范围内。有越来越多的证据显示，高剂量放疗对各种病理类型的脊柱肿瘤都能有效地控制局部病变，而射波刀正是实现 SBRT 治疗的最佳方式。

第二节　脊柱肿瘤的分期

　　除了针对肿瘤的相应 TNM 分期系统，脊柱肿瘤还有较为专业的外科分期系统，以评估肿瘤侵及范围和制订局部治疗决策。

一、Enneking 分期系统

　　1980 年 Enneking 提出的肌肉 - 骨骼系统肿瘤的外科分期，分为良性肿瘤（1= 不活跃，2= 活跃但生长慢，3= 活跃并局部侵袭）和恶性肿瘤（Ⅰ、Ⅱ、Ⅲ）。其中，Ⅰ期和Ⅱ期分别为低度恶性和高度恶性，又按瘤体位于间室内外情况分ⅠA、ⅠB 和ⅡA、ⅡB。Ⅲ期为有远处转移者。此分期广泛应用于四肢和骨盆部位，虽脊椎有其解剖复杂的特点，Enneking 分期仍是经典的评估工具，可借鉴应用于脊椎肿瘤。

二、Weinstein-Boriani-Biagini 分期系统

1997 年 Weinstein、Boriani、Biagini 等认为只有在肿瘤确诊及肿瘤学分期后才可进行外科分期，用于指导手术。该分期系统包括三部分内容（图 8-1）：①在脊椎横断面上依顺时针方向呈辐射状分为 12 个区，其中 4～9 区为前部结构，1～3 区和 10～12 区为后部结构；②由浅表向深部分为 5 层，即 A（骨外软组织）、B（骨性结构的浅层）、C（骨性结构的深层）、D（椎管内硬膜外部分）和 E（硬膜内部分）；③肿瘤涉及的纵向范围（即侵犯的节段）。每例记录其肿瘤的扇形区位置、侵犯层数及受累脊椎。其不足在于该分区分层是建立在 CT、MRI 水平影像学上，涉及二个椎体以上的多节病损尚无界定，对肿瘤累及全脊椎（即 1～12 区）时的手术策划未提出明确的方案。

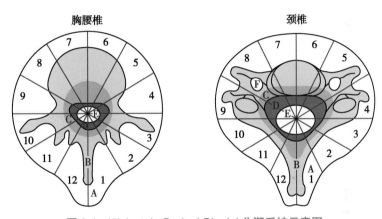

图 8-1　Weinstein-Boriani-Biagini 分期系统示意图

三、Tomita 分期系统

1997 年 Tomita 将脊柱解剖学分类为五区：椎体区（1 区），椎弓根区（2 区），椎板、横突和棘突区（3 区），椎管内硬膜外区（4 区），椎旁区（5 区）。进而按照病灶受累的顺序及范围进行外科分类为三类七型（图 8-2）：Ⅰ～Ⅲ型属间室内，Ⅳ～Ⅵ型属间室外，Ⅶ型为多节段型。目前这种分期系统已受到广泛应用，即：

1. 病变局限在椎骨质内　Ⅰ型：单纯前部或后部的原位病灶（1 或 2 或 3）；Ⅱ型：前部或后部病灶累及椎弓根（1+2 或 3+2）；Ⅲ型：前部、后部及椎弓根均受累（1+2+3）。

2. 病变累及椎骨外　Ⅳ型：累及蛛网膜下腔（任何部位 +4）；Ⅴ型：累及椎旁（任何部位 +5）；Ⅵ型：累及相邻脊椎；Ⅶ型：多节段型。

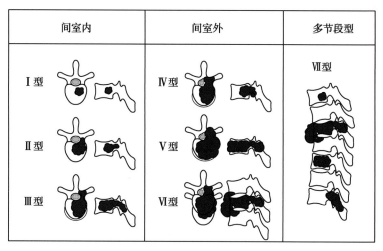

图 8-2　Tomita 分期系统示意图

第三节　病理学诊断

一、获得病理学诊断的主要方法

1. **穿刺活检**　经皮骨穿刺或椎旁软组织穿刺活检。
2. **手术取材**　术中或术后病理检查。

二、脊柱肿瘤的病理类型

各种病理类型的肿瘤几乎都可见于脊柱。转移性肿瘤最为常见，原发恶性肿瘤中脊索瘤最多，其次为骨髓瘤、恶性淋巴瘤、软骨肉瘤、骨肉瘤、尤因肉瘤等。良性肿瘤中骨巨细胞瘤和血管瘤的治疗也常需放疗参与。

1. **脊柱转移肿瘤**　占脊柱恶性肿瘤 50% 以上，各类恶性肿瘤转移至骨的概率仅次于肺和肝，以胸腰椎最易受累，常为多发。

2. **原发脊柱肿瘤**　①脊索瘤：是成人脊柱最常见的原发恶性肿瘤。约有 1/2 发病于骶骨和尾骨。②多发性骨髓瘤：约 75% 的患者最初以疼痛就诊，常伴有疼痛性椎体压缩骨折，约 20% 的患者有神经损害。③淋巴瘤：脊柱淋巴瘤多属非霍奇金淋巴瘤，多侵犯椎体。放疗及化疗对多数淋巴瘤有效，对于单发脊柱淋巴瘤、无椎体塌陷或神经受累者可采用放疗。④软骨肉瘤：非常少见，发生在脊柱的仅占 7%～10%，预后欠佳，对放化疗不敏感。⑤骨肉瘤：骨肉瘤是第二常见的原发恶性骨肿瘤，累及脊柱的仅占所有骨肉瘤的 3%。高度恶性，预后差。⑥尤因肉瘤：一种高度恶性的圆形细胞瘤，是儿童时期最常见的原发恶性骨肿瘤。约 8% 的尤因肉瘤发生于脊柱，约半数发生于骶骨。⑦骨巨细胞瘤：占所有骨肿瘤的 8%，其中 3% 发生于脊柱。主要见于骶骨，局部侵袭性强。⑧血管瘤：胸椎及腰椎多见，症状以背痛为主，也可伴有严重的神经系统症状甚至引起截瘫。

第四节　适应证及禁忌证

一、适应证

1. **无法手术**　经外科评估不适合手术切除或术后复发不适合再次手术的患者。

2. **手术难以完整切除**　术后有肿瘤残留者。

3. **影像学（MRI/CT）可识别**　单个病灶≤5cm，多节段累及≤3节段。

4. **$C_3 \sim S_1$ 椎体**　无硬膜外脊髓压迫（epidural spinal cord compression，ESCC）或低程度压迫（ESCC 0 级、1a 和 1b 级）（图 8-3）。

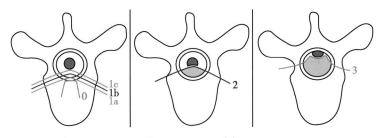

图 8-3　ESCC 分级

左图：0 级，病变局限于骨质内；1a 级，病变累及硬膜外间隙但未压缩硬膜；1b 级，病变压迫硬膜但未达脊髓；1c 级，疾病紧邻脊髓但未压迫脊髓或改变脊髓位置。中图：2 级，病变压迫脊髓，但脑脊液仍可见。右图：3 级，病变压迫脊髓且在该水平上占据所有可见脑脊液。

5. **脊柱不稳定性肿瘤**　不稳定评分（spinal instability neoplastic score，SINS）<12 分（表 8-1）。

表 8-1　脊柱不稳定性肿瘤评分

指标	评分
位置	
交界区（枕骨～C_2，C_7～T_2，T_{11}～L_1，L_5～S_1）	3
活动区（$C_{3\sim6}$，$L_{2\sim4}$）	2
半刚性区（$T_{3\sim10}$）	1
疼痛	
机械性	3
偶尔疼痛，但非机械性	1
无疼痛	0

续表

指标	评分
病变类型	
溶骨性	2
混合性（溶骨和成骨）	1
成骨性	0
影像学脊柱移位	
半脱位/平移	4
后凸/侧凸	2
无移位	0
椎体塌陷	
>50% 塌陷	3
<50% 塌陷	2
椎体受累 >50% 但无塌陷	1
以上均无	0
脊柱后外侧受累	
双侧	3
单侧	1
以上均无	0

6. **姑息性放疗**　以镇痛、减轻症状和提高生活质量为目的姑息性放疗。

7. **再程放疗**　放疗后复发的再程放疗。

二、禁忌证

1. **重要器官损害**　合并严重感染或心、肝、肾等重要器官损害。

2. **广泛或恶病质**　肿瘤广泛转移或肿瘤晚期恶病质状态。

3. **无法耐受**　预期神经或周围正常组织无法耐受。

4. **脊柱不稳定、急性和/或重度脊髓压迫。**

5. **无法配合**　体位无法配合（如无法平卧 30 分钟以上）。

6. **相对禁忌**　病灶 >5cm，多节段累及超过 5 节段。有研究证实，在应用 6D 床技术的前提下，误差控制在 1mm 的范围内，可实现连续 3～5 个椎体的同时立体定向放疗，但不推荐对颈椎 - 胸椎、胸椎 - 腰椎结合处内的椎体进行连续 >3 段椎体的立体定向放疗。

第五节　技　术　流　程

技术流程见图 8-4。

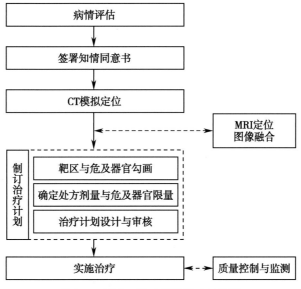

图 8-4　射波刀治疗脊柱肿瘤流程图

一、病情评估

评估重点为适应证、禁忌证。其他包括治疗风险和预期效果等。建议有脊柱外科医生参与的多学科协作团队（MDT）对患者进行病情评估。可参考 NOMS 框架或 LMNOP 框架从神经功能、肿瘤学、机械稳定性、全身情况、病变部位、患者健康状况、预后及对先前治疗的反应等多角度评估病情。然而在实际临床实践中，尚无统一的评估标准。

二、签署知情同意书

患者治疗前签署知情同意书。向患者充分交代治疗风险及预后。

三、CT 模拟定位

1. **体位固定**　体位以仰卧为主，兼顾患者舒适性。患者自然平躺，双侧上肢置于身体两侧或抱头，全身放松，负压真空垫固定塑形，对于后部病灶和部分侧方病灶也可考虑选择俯卧位。

2. **模拟 CT 扫描**　①扫描层厚：1～1.5mm。②扫描范围：目标病灶上、下15cm。③尽量使用增强 CT，但主 CT 影像应该为平扫 CT。④定位图像传输至治疗计划系统（treatment planning system，TPS）待制订治疗计划。⑤建议 CT 影像与 MRI 影像融合，以进行更精确的靶区勾画，如有条件，建议行 MRI 定位（带有平板和与 MRI 兼容的固定设备的专用 MRI 扫描系统，层厚度通常 <3mm），但并非强制。具有手术硬件（例如金属钉）的患者应选用≤1.5T 的 MRI 系统和能够

降低金属伪影的序列设置的 CT 系统进行定位。

四、靶区勾画

见本章第六节。

五、处方剂量

见本章第七节。

六、治疗计划设计

物理师应用治疗计划系统逆向设计、计算治疗计划。主管医师审核计划质量，主要评估计划靶区（planning target volume，PTV）是否达到处方剂量（通常评价达到一定靶区体积百分比的剂量 D_X 和达到一定比例处方剂量的靶区体积百分比 V_X）及正常组织限制剂量是否达标。

七、治疗实施

在治疗室摆位时应注意确保固定方式、固定器、患者体位和与 CT 定位时保持一致。每次治疗前应采用 45°正交 X 线摄像机进行位置验证，当位置精度满足临床需求时方可实施。在治疗实施过程中采用 Xsight 脊柱追踪，以确保目标肿瘤的位置在 PTV 范围内。

第六节　靶 区 勾 画

一、肿瘤靶区勾画

目前主要参照国际脊柱放射外科联盟（International Spine Radiosurgery Consortium，ISRC）关于脊柱立体定向放射外科靶区勾画的共识进行，勾画需参考多模态影像学检查结果并考虑与脊髓等周围危及器官的位置关系（勾画所需 MRI 序列并无硬性规定，需结合医师临床经验和判断）（表8-2、表8-3 及图8-5、图8-6）。

表8-2　国际脊柱放射外科联盟（ISRC）靶区勾画建议

靶区	建议
GTV	● 参考多模态影像学检查结果对肿瘤进行勾画 ● 包括肿瘤的硬膜外和椎旁成分
CTV（表8-3）	● 应包含 GTV ● 包括可疑镜下浸润的异常骨髓信号 ● 骨的 CTV 外扩应考虑到亚临床病灶，如果椎体、椎弓根、横突、椎板或棘突区域的任何部分包含 GTV，则 CTV 应包括整个该区域

靶区	建议
	• 除非椎体、双侧椎弓根/椎板和棘突均受累，或者在硬膜外间隙周围有广泛的病变浸润，否则应避免环绕脊髓全周的 CTV
PTV	• CTV 周围均匀外扩 3mm 形成 PTV
	• 在不损失 GTV 的情况下，允许医生酌情在硬脊膜边缘和相邻关键结构处进行调整
	• 切勿与脊髓重叠
	• 应包含整个 GTV 和 CTV

注：GTV，大体肿瘤体积；CTV，临床靶区；PTV，计划靶区。

表 8-3 国际脊柱放射外科联盟（ISRC）CTV 勾画建议

GTV 累及	GTV 解剖分类（图 8-5）	骨性 CTV 建议（图 8-5）	CTV 描述
椎体的任何部分	1	1	包括整个椎体
单侧椎体内	1	1, 2	包括整个椎体和同侧椎弓根/横突
弥漫性累及椎体	1	1, 2, 6	包括整个椎体和双侧椎弓根/横突
GTV 累及椎体和单侧椎弓根	1, 2	1, 2, 3	包括整个椎体、椎弓根、同侧横突和同侧椎板
GTV 累及椎体和双侧椎弓根/横突	3	2, 3, 4	包括整个椎体、双侧椎弓根/横突和双侧椎板
GTV 累及单侧椎弓根	2	2, 3±1	包括椎弓根、同侧横突和同侧椎板±椎体
GTV 累及单侧椎板	3	2, 3, 4	包括椎板、同侧椎弓根/横突和棘突
GTV 累及棘突	4	3, 4, 5	包括整个棘突和双侧椎板

注：GTV，大体肿瘤体积；CTV，临床靶区。

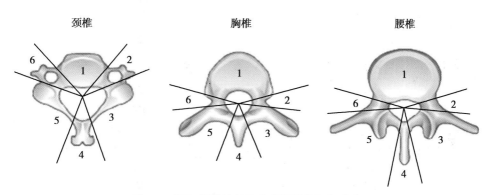

颈椎　　　胸椎　　　腰椎

图 8-5 国际脊柱放射外科联盟椎体解剖分类

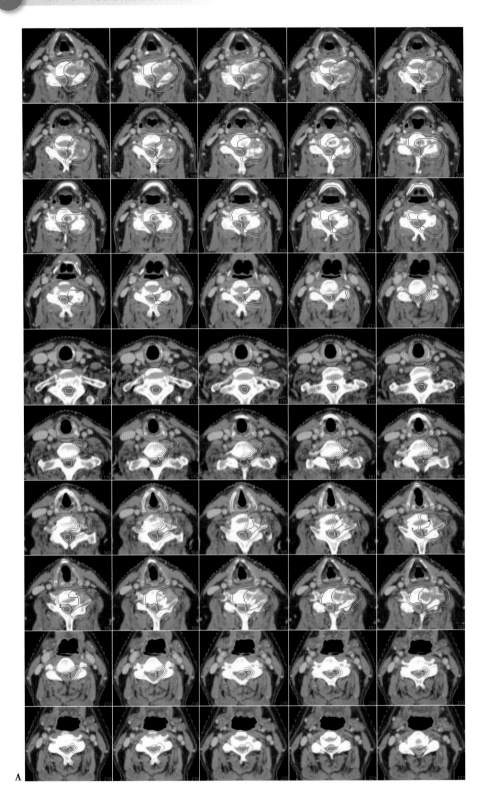

A

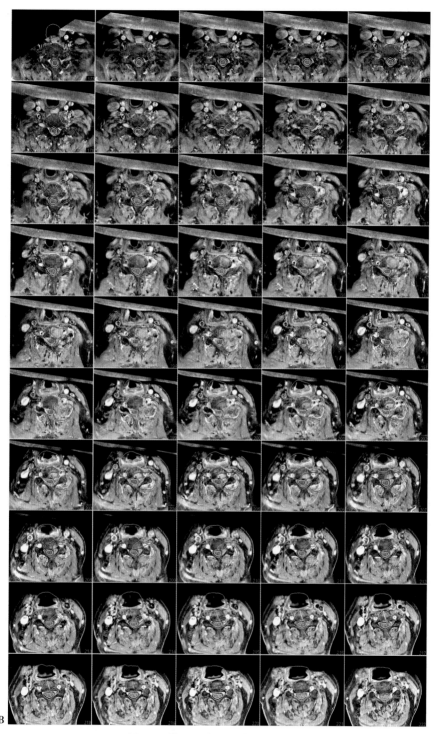

图 8-6 靶区及危及器官勾画示例
A. CT 序列；B. MRI 融合序列。

二、正常组织勾画

主要指脊髓（cord）的勾画，一般勾画 PTV 上下至少 5cm 范围内的脊髓。对于串行危及器官（organ at risk，OAR），一般采用计划 OAR 体积（planning organ at risk volume，PRV）进行描述。不同中心对于 cord PRV 的定义不同，多采用脊髓外扩 1～3mm 作为 cord PRV。如 Anderson 采用脊髓外扩 2mm 作为 cord PRV，UCSF 则采用硬膜囊作为 cord PRV。总之，要保证脊髓与 CTV 之间至少有 3～5mm 间距。

第七节　处　方　剂　量

一、靶区剂量

1. **不同中心的处方剂量经验不同**　具体见表 8-4。处方剂量受治疗目的、病理类型、放疗敏感性（α/β 值）、解剖结构和正常组织剂量限制等多种因素影响，目前尚无强有力的证据给出最佳剂量方案。常用剂量为：15Gy～24Gy/1F，24Gy/2F，24～30Gy/3～5F。有研究认为，对于放射不敏感肿瘤（如脊索瘤、软骨肉瘤等），生物等效剂量（biological equivalent dose，BED）（α/β=2）≥140Gy，2Gy/次照射的等效剂量（equivalent dose in 2Gy/F，EQD$_2$）（α/β=2）≥70Gy，肿瘤能得到较好的控制；对于良性病变，BED（α/β=2）=70Gy，EQD$_2$（α/β=2）=35Gy 较更高剂量在疗效上并无明显差别。美国放射肿瘤学会（American Society for Radiation Oncology，ASTRO）针对骨转移的指南指出，30Gy/10F、24Gy/6F、20Gy/5F 和 8Gy/1F 的分割方案可以达到同等的疼痛缓解效果，但是对医生的调查报告显示，只有约 16% 的医生选择单次分割放疗方案。

2. **再程放疗**　剂量分割模式并无明显区别，正常组织（脊髓）的耐受剂量是主要需要考虑的因素，而且放疗后复发患者多考虑肿瘤对射线欠敏感（α/β 较低）。

表 8-4　脊柱肿瘤立体定向放疗常用剂量分割方案

单次剂量/Gy	分割次数	总剂量/Gy	BED/Gy		EQD$_2$/Gy	
			（α/β=10）	（α/β=2）	（α/β=10）	（α/β=2）
4	5	20	28	60	23.3	30
4.5	5	22.5	32.6	73.1	27.2	36.6
5	5	25	37.5	87.5	31.25	43.75
6	4	24	38.4	96	32	48
6	5	30	48	120	40	60
6.5	4	26	42.9	110.5	35.75	55.25
7	5	35	59.5	157.5	49.6	78.75
7.5	4	30	52.5	142.5	43.75	71.25

单次剂量/Gy	分割次数	总剂量/Gy	BED/Gy ($\alpha/\beta=10$)	BED/Gy ($\alpha/\beta=2$)	EQD$_2$/Gy ($\alpha/\beta=10$)	EQD$_2$/Gy ($\alpha/\beta=2$)
8	1	8	14.4	40	12	20
8	3	24	43.2	120	36	60
8	5	40	72	200	60	100
9	3	27	51.3	148.5	42.75	74.25
9	5	45	85.5	247.5	71.25	123.75
10	3	30	60	180	50	90
10	5	50	100	300	83.3	150
12	1	12	26.4	84	22	42
12	2	24	52.8	168	44	84
12	3	36	79.2	252	66	126
14	1	14	33.6	112	28	56
15	3	45	112.5	382.5	93.75	191.25
16	1	16	41.6	144	34.7	72
18	1	18	50.4	180	42	90
20	1	20	60	220	50	110
24	1	24	81.6	312	68	156

注：BED，生物等效剂量；EQD$_2$，2Gy/次照射的等效剂量。

二、正常器官限制剂量

1. **首程放疗**　参考美国医学物理学家协会（American Association of Physicists in Medicine，AAPM）101 号报告，主要为神经系统限量，颈椎病变邻近气管、臂丛，胸椎病变部分邻近食管，腰椎病变邻近肾，骶椎病变部分邻近肠管，需要给予相应限制，具体见表 8-5。

表 8-5　脊柱肿瘤立体定向放疗采用 1、3、5 次分割方案的危及器官限量

危及器官	阈值体积	1次 阈值剂量/Gy	1次 最大剂量/Gy	3次 阈值剂量/Gy	3次 最大剂量/Gy	5次 阈值剂量/Gy	5次 最大剂量/Gy
脊髓	<0.35cm^3	10	14	18	22	23	30
	<1.2cm^3	7	—	12	—	15	—
马尾	<5cm^3	14	16	22	24	30	32
臂丛	<5cm^3	14	16	22	24	30	32
食管	<5cm^3	12	15	18	25	20	35
小肠	<5cm^3	15	15	18	25	20	35
结肠	<20cm^3	14	18	24	28	25	38

续表

危及器官	阈值体积	1次		3次		5次	
		阈值剂量/Gy	最大剂量/Gy	阈值剂量/Gy	最大剂量/Gy	阈值剂量/Gy	最大剂量/Gy
肾门	<66%	10.6	18	—	—	23	
肾皮质	200cm³	8.4	—	16	—	17.5	
气管	<4cm³	10.5	20.2	15	30	16.5	40

2. 再程放疗　SBRT 后报告的放射性脊髓病（radiation myelopathy，RM）病例少见，再程放疗的脊髓剂量限值多来自于有限的回顾性数据总结和专家经验。参考原则为：①硬膜囊累积最大 EQD_2 剂量（α/β=2）≤70Gy；②本次照射硬膜囊最大 EQD_2 剂量（α/β=2）≤25Gy；③硬膜囊再照射剂量/硬膜囊累积剂量≤0.5；④两程放疗间隔时间 >5 个月。也可参考文献中的评分方法对 RM 风险进行评估（表 8-6），酌情给予相应剂量限制。

表 8-6　脊柱肿瘤再程立体定向放疗放射性脊髓病发生风险评分

分值	脊髓累积受量（α/β=2）/Gy		脊髓单程受量（α/β=2）/Gy		间隔时间 <6个月
	BED	EQD₂	BED≥102	EQD₂≥51	
0	≤120	<60			
1	120.1～130	60～65			
2	130.1～140	66～70			
3	140.1～150	71～75			
4	150.1～160	76～80	+4.5		+4.5
5	160.1～170	81～85			
6	170.1～180	86～90			
7	180.1～190	91～95			
8	190.1～200	96～100			
9	>200	>100			

注：BED，生物等效剂量；EQD_2，2Gy/次照射的等效剂量。

分组	评分	放射性脊髓病发生率/%
低危	≤3	0～3
中危	4～6	25～33
高危	>6	90

第八节　注意事项

SBRT 治疗脊柱肿瘤的临床研究汇总于表 8-7、表 8-8，其中以脊柱转移瘤多见。相关的放射不良反应见表 8-9，常见的不良反应还有 1～2 级皮肤反应以及

表 8-7 立体定向体部放疗治疗脊柱原发肿瘤研究

研究	性质	例数	病种	剂量/分割	中位随访时间/月	局部控制率	生存情况	症状	毒性
Elibe E 等（2018）	回顾	30	肉瘤、脊索瘤、室管膜瘤、胶质瘤、神经鞘瘤、脑膜瘤、血管瘤、纤维瘤、硬纤维瘤	10～24Gy/1F	13.13	7%	NR	疼痛缓解率88%，神经症状缓解率65%	竖脊肌坏死3.3%，足下垂3.3%
Chang U K 等（2014）	回顾	29	脊索瘤、软骨肉瘤、骨肉瘤、滑膜肉瘤、浆细胞瘤、尤因肉瘤、恶性周围神经鞘瘤、恶性纤维组织细胞瘤	12～50Gy/2～6F	50	5.4%（脊索瘤），61.5%（肉瘤）	MST: 84个月（脊索瘤）和104个月（肉瘤）	NR	NR
Ryu S 等（2013）	回顾	26	室管膜瘤、间变性星形细胞瘤、胶质母细胞瘤、淋巴瘤	12～20Gy/1F，36Gy/6F	12	94%	NR	疼痛缓解率84%	无

注：NR，未报告；MST，中位生存期。

表 8-8　立体定向体部放疗治疗脊柱转移瘤研究

研究	性质	例数	病种	剂量/分割	中位随访时间/月	局部控制率	生存情况	症状	毒性
Shin J Y 等（2022）	回顾	75	多种转移癌	25Gy/5F	7	80.6%	38.4%	疼痛缓解率75.7%	爆发痛14.0%，无≥3级毒性
Pontoriero A 等（2020）	回顾	22	多种转移癌	16～20Gy/1F	35	86.4%	59.3%	疼痛缓解率100%	无爆发痛、VCF，以及其他≥3级毒性
Kelley K D 等（2019）	回顾	127	多种转移癌	16～20Gy/1F 或 16～40/2～5F	6	84.7%	NR	疼痛缓解率53.8%	VCF 9.1%
Ito K 等（2018）	回顾	134	多种转移癌	24Gy/2F	9	72.3%	NR	疼痛缓解率61.7%	神经炎1.5%，VCF 11.9%
Yoo G S 等（2017）	回顾	29	肝细胞癌	16～20Gy/1F 或 18～45Gy/3F	12	68.3%	38.9%	疼痛缓解率73.3%	VCF 14.6%
Hashmi A 等（2016）	回顾	247	多种转移癌（再程放疗）	8～22Gy/1F、14～50Gy/2～20F	12	83%	48%	疼痛缓解率74.3%	VCF 4.5%
Ghia A J 等（2016）	前瞻	43	肾细胞癌	24Gy/1F、27Gy/3F、30Gy/5F	23	68%，单次 vs. 分次方案：86% vs. 55%	49%	NR	爆发痛30%，神经炎2.3%，VCF 16%
Valeriani M 等（2015）	回顾	105	多种转移癌	24Gy/5F、30Gy/10F	1	NR	NR	疼痛缓解率（20Gy vs. 30Gy）：89.6% vs. 87.3%	VCF 1%
Thibault I 等（2015）	回顾	56	多种转移癌（再程放疗）	20～35Gy/2～5F	7	77%	48%	NR	无 VCF 或 RM

注：VCF，椎体压缩性骨折；NR，未报告；RM，放射性脊髓病。

1～2级疲劳。减少并发症的尝试包括严格限制 OAR 剂量、牢固的体位固定、精准的靶区勾画、影像实时验证等。脊柱肿瘤 SBRT 局部失败主要发生于治疗部位附近的骨边缘和脊髓附近的硬膜外间隙，有研究评估了脊柱转移癌初始 SBRT 失败后挽救性 SBRT 的结果，发现 85% 的进展涉及硬膜外间隙。硬膜外间隙失败的原因考虑为受脊髓耐受剂量限制导致硬膜外间隙剂量相对不足，可通过以下策略改进：①最大化硬膜外疾病切除实现最佳手术降级；②现有指南对于 SBRT 脊髓限量可能过于保守，因目前 SBRT 技术和成像标准较早期已有显著改善，因此应考虑增加脊髓允许剂量；③ SBRT 与系统治疗相结合，以此提高局部控制率，减少硬膜外间隙进展。

表 8-9　脊柱肿瘤立体定向体部放疗常见毒性及处理原则

放射毒性	发生率	处理
神经毒性（脊髓、臂丛、神经根损伤等）	5% 以下	营养神经治疗，一些患者在使用皮质类固醇（5～10mg 地塞米松）后表现出病情稳定或一定程度的改善，另有报道称应用华法林或高压氧治疗有一定的效果
爆发痛	约 25%	皮质类固醇治疗（5～10mg 地塞米松），镇痛对症治疗
VCF	约 15%	避免单次剂量≥20Gy，外科固定，骨水泥治疗
食管炎（≥3 级）	10% 以下	应用多分次照射方案（3～5 分次），皮质类固醇（5～10mg 地塞米松）、抗生素、镇痛对症治疗

注：VCF，脊椎压缩性骨折。

（刘士新　吉　喆　杨永净　韩骐蔓）

推荐阅读文献

[1] AMIN M B, GREENE F L, EDGE S B, et al. The eighth edition AJCC cancer staging manual: continuing to build a bridge from a population-based to a more "personalized" approach to cancer staging. CA Cancer J Clin, 2017, 67（2）: 93-99.

[2] BATE B G, KHAN N R, KIMBALL B Y, et al. Stereotactic radiosurgery for spinal metastases with or without separation surgery. J Neurosurg Spine, 2015, 22（4）: 409-415.

[3] BENEDICT S H, YENICE K M, FOLLOWILL D, et al. Stereotactic body radiation therapy: The report of AAPM task group 101. Med Phys, 2010, 37（8）: 4078-4101.

[4] CHANG U K, LEE D H, KIM M S. Stereotactic radiosurgery for primary malignant spinal tumors. Neurol Res, 2014, 36（6）: 597-606.

[5] CHEN X, LO S L, BETTEGOWDA C, et al. High-dose hypofractionated stereotactic body radiotherapy for spinal chordoma. J Neurosurg Spine, 2021, 35（5）: 674-683.

[6] COX B W, SPRATT D E, LOVELOCK M, et al. International spine radiosurgery consortium consensus guidelines for target volume definition in spinal stereotactic radiosurgery. Int J Radiat Oncol Biol Phys, 2012, 83(5): e597-e605.

[7] DONTHINENI R. Diagnosis and staging of spine tumors. Orthop Clin North Am, 2009, 40(1): 1-7.

[8] DROPCHO E J. Neurotoxicity of radiation therapy. Neurol Clin, 2010, 28(1): 217-234.

[9] ELIBE E, BOYCE-FAPPIANO D, RYU S, et al. Stereotactic radiosurgery for primary tumors of the spine and spinal cord. J Radiosurg SBRT, 2018, 5(2): 107-113.

[10] FISHER C G. Ao spine masters series volume 1: spinal metastases. New York: Thieme Medical Publishers, 2014.

[11] GERSZTEN P C, BURTON S A, OZHASOGLU C. Cyberknife radiosurgery for spinal neoplasms. Prog Neurol Surg, 2007, 20(1): 340-358.

[12] GHIA A J, CHANG E L, BISHOP A J, et al. Single-fraction versus multifraction spinal stereotactic radiosurgery for spinal metastases from renal cell carcinoma: Secondary analysis of phase Ⅰ/Ⅱ trials. J Neurosurg Spine, 2016, 24(5): 829-836.

[13] GREIF D N, GHASEM A, BUTLER A, et al. Multidisciplinary management of spinal metastasis and vertebral instability: a systematic review. World Neurosurg, 2019, 128(1): e944-e955.

[14] HASHMI A, GUCKENBERGER M, KERSH R, et al. Re-irradiation stereotactic body radiotherapy for spinal metastases: A multi-institutional outcome analysis. J Neurosurg Spine, 2016, 25(5): 646-653.

[15] ITO K, OGAWA H, SHIMIZUGUCHI T, et al. Stereotactic body radiotherapy for spinal metastases: clinical experience in 134 cases from a single Japanese institution. Technol Cancer Res Treat, 2018, 17(1): 1533033818806472.

[16] JABBARI S, GERSZTEN P C, RUSCHIN M, et al. Stereotactic body radiotherapy for spinal metastases: practice guidelines, outcomes, and risks. Cancer J, 2016, 22(4): 280-289.

[17] KALASH R, GLASER S M, FLICKINGER J C, et al. Stereotactic body radiation therapy for benign spine tumors: is dose de-escalation appropriate? J Neurosurg Spine, 2018, 29(2): 220-225.

[18] KELLEY K D, RACAREANU R, SISON C P, et al. Outcomes in the radiosurgical management of metastatic spine disease. Adv Radiat Oncol, 2019, 4(2): 283-293.

[19] LAUFER I, RUBIN D G, LIS E, et al. The noms framework: Approach to the treatment of spinal metastatic tumors. Oncologist, 2013, 18(6): 744-751.

[20] LUTZ S, BALBONI T, JONES J, et al. Palliative radiation therapy for bone metastases: Update of an ASTRO evidence-based guideline. Pract Radiat Oncol, 2017, 7(1): 4-12.

[21] NIEDER C, GROSU A L, ANDRATSCHKE N H, et al. Proposal of human spinal cord reirradiation dose based on collection of data from 40 patients. Int J Radiat Oncol Biol Phys, 2005, 61(3): 851-855.

[22] NIEDER C, GROSU A L, ANDRATSCHKE N H, et al. Update of human spinal cord reirradiation tolerance based on additional data from 38 patients. Int J Radiat Oncol Biol Phys,

2006, 66（5）: 1446-1449.

[23] PATON G R, FRANGOU E, and FOURNEY D R. Contemporary treatment strategy for spinal metastasis: the "lmnop" system. Can J Neurol Sci, 2011, 38（3）: 396-403.

[24] PONTORIERO A, IATì G, CACCIOLA A, et al. Stereotactic body radiation therapy with simultaneous integrated boost in patients with spinal metastases. Technol Cancer Res Treat, 2020, 19（1）: 1533033820904447.

[25] REDMOND K J, LO S S, SOLTYS S G, et al. Consensus guidelines for postoperative stereotactic body radiation therapy for spinal metastases: results of an international survey. J Neurosurg Spine, 2017, 26（3）: 299-306.

[26] RYU S, BIONDO A, ROCK J, et al. Stereotactic radiosurgery of primary spine and spinal cord tumors. J Radiosurg SBRT, 2013, 2（2）: 127-133.

[27] SAHGAL A, MA L, WEINBERG V, et al. Reirradiation human spinal cord tolerance for stereotactic body radiotherapy. Int J Radiat Oncol Biol Phys, 2012, 82（1）: 107-116.

[28] SHIN J Y, MATHIS N J, WIJETUNGA N A, et al. Clinical outcomes of dose-escalated hypofractionated external beam radiation therapy（5Gy x 5 fractions）for spine metastasis. Adv Radiat Oncol, 2022, 7（4）: 100906.

[29] SPRATT D E, BEELER W H, DE MORAES F Y, et al. An integrated multidisciplinary algorithm for the management of spinal metastases: an international spine oncology consortium report. Lancet Oncol, 2017, 18（12）: e720-e730.

[30] THIBAULT I, CAMPBELL M, TSENG C L, et al. Salvage stereotactic body radiotherapy （SBRT）following in-field failure of initial SBRT for spinal metastases. Int J Radiat Oncol Biol Phys, 2015, 93（2）: 353-360.

[31] VALERIANI M, SCARINGI C, BLASI L, et al. Multifraction radiotherapy for palliation of painful bone metastases: 20Gy versus 30Gy. Tumori, 2015, 101（3）: 318-322.

[32] VIALLE L, GOKASLAN D, and BORIANI S. Ao spine masters series volume 2: Primary spinal tumors. New York: Thieme Medical Publishers, 2014.

[33] WANG X, ZHAO Z, LUO D, et al. Submillimeter alignment of more than three contiguous vertebrae in spinal SRS/SBRT with 6-degree couch. J Appl Clin Med Phys, 2017, 18（5）: 225-236.

[34] YOO G S, PARK H C, YU J I, et al. Stereotactic ablative body radiotherapy for spinal metastasis from hepatocellular carcinoma: Its oncologic outcomes and risk of vertebral compression fracture. Oncotarget, 2017, 8（42）: 72860-72871.

第九章

肾癌射波刀治疗

第一节　概　述

肾癌包括发生在肾实质和肾盂的恶性肿瘤。发生在肾实质的肿瘤一般称为肾细胞癌（renal cell carcinoma，RCC），约占全部肾癌的 90%，发生在肾盂的肿瘤一般称为肾盂癌，约占 10%。RCC 占成人肿瘤的 3%～5%，2018 年全球新发病例数超过 40 万例。从全球分布来看，北美、北欧和东欧发病率最高，亚洲和南美发病率最低。在我国，RCC 是发病率第 3 位的泌尿系统肿瘤，北方发病率高于南方，国家癌症中心发布的数据显示 2022 年估计新发 RCC 病例数达 7.7 万例。RCC 的男女发病比例约为 2∶1，中位发病年龄为 65 岁，各年龄段均可能发病。RCC 发病的高危因素包括男性、年龄、吸烟、饮食、肥胖、高血压、肾病、家族史、降压药等药物和职业暴露等。

多数 RCC 为体检时偶然发现。随着体检的广泛开展，美国从 1993 年到 2004 年的十年间，新诊断的 I 期 RCC 病例比例从大约 43% 增加到 57%，诊断时直径小于 3.0cm 的肿瘤发病率从 32.5% 增加到 43.4%。早期肾癌一般没有症状，只有中晚期肾癌才可能出现典型的"三联征"，发生率约为 10%，表现为血尿、腰痛和腹部肿块，多数患者只存在其中的 1～2 种症状，以腰痛和血尿为主。约 2% 男性患者因睾丸回流障碍可能出现精索静脉曲张，多见于左侧。少部分患者可能出现以高血压、高钙血症、发热以及肝功能不全为主要表现的副肿瘤综合征。

第二节　病　理

RCC 起源于肾小管上皮细胞，它包括一组异质性肿瘤，具有不同的临床、病理和分子特征。目前的 WHO 分类中，RCC 主要包括透明细胞瘤、乳头状瘤、嫌色细胞瘤和嗜酸细胞瘤，占全部 RCC 的 90%～95%。该分类越来越多地引入了基因特征，还包括一些不太常见的类型，如小眼畸形转录因子（microphthalmia-associated transcription，MIT）家族易位型和小管细胞型和琥珀酸脱氢酶缺乏型RCC，这些亚型具有不同的临床、病理和遗传学特征。随着肾脏肿瘤分子机制的日益阐明，分子分类可能最终取代形态学分类。肾透明细胞癌是最常见的病理类型，约占所有 RCC 的 80%，起源于近端肾小管上皮细胞，大多数伴有希佩尔林道（von hippel lindau，*VHL*）基因失活；预后不良因素包括国际泌尿病理协会（International Society of Urological Pathology，ISUP）核分级高、肉瘤样及横纹肌样形态分化、肿瘤坏死和脉管内癌栓。

第三节　分　　期

1958年，Flocks和Kadesky提出了最早的肾癌分期系统，包括器官局限性、局部侵袭性、局部转移性和远处转移性疾病。目前使用最广泛的TNM分期系统是1974年由美国癌症联合委员会（The American Joint Committee on Cancer，AJCC）和国际癌症控制联盟（Union for International Cancer Control，UICC）发布的。该TNM分期系统进行了几次重大修订，以提高预测准确性，最近一次更新是在2017年发布的第8版。

T分期描述原发肿瘤的进展程度，T_1与T_2期肿瘤局限于肾脏以内，具体亚分期主要以肿瘤大小划分。T_3及T_4期肿瘤累及肾脏以外的结构，其中突破肾周筋膜（Gerota筋膜）或累及肾上腺为T_4期。肾癌可形成癌栓，通过肾静脉侵犯下腔静脉甚至达右心房。癌栓在血管内延伸的高度是T_3亚分期的主要参考依据。

N分期在较早版本的TNM系统中包括了RCC患者淋巴结大小和数量。第7版和第8版将淋巴结受累简化为有或无，即任何区域淋巴结中是否存在转移淋巴结。因为多项研究证实1个阳性淋巴结和多个阳性淋巴结相比预后没有差异。

远处转移代表最差的预后，纪念斯隆-凯特琳癌症中心（Memorial Sloan Kettering Cancer Center，MSKCC）为转移性RCC患者制定了一个广泛使用的风险分层标准（Motzer标准），以下参数各得1分：KPS（<80%）、高乳酸脱氢酶（>1.5倍正常上限）、低血红蛋白、高校正血清钙（>10mg/dl），以及从诊断到全身治疗的时间<1年。低风险患者无危险因素，中风险患者有一个或两个危险因素，高风险患者有三个或三个以上危险因素。低、中和高风险组的中位生存期分别为20个月、10个月和4个月。转移性RCC的治疗疗效随着靶向治疗和免疫治疗的应用而迅速提升，转移性RCC患者的中位生存率持续改善。详细的肾癌TNM临床分期（AJCC第8版）见表9-1。

表9-1　肾癌TNM临床分期（AJCC第8版，2017年）

原发肿瘤（T）	区域淋巴结（N）
T_X：原发肿瘤无法评估	N_X：区域淋巴结无法评估
T_0：无原发肿瘤的证据	N_0：没有区域淋巴结转移
T_1：肿瘤局限于肾脏，最大径≤7cm	N_1：区域淋巴结转移
T_{1a}：肿瘤最大径≤4cm	

续表

T_{1b}：4cm<肿瘤最大径≤7cm

T_2：肿瘤局限于肾脏，最大径>7cm

　T_{2a}：7cm<肿瘤最大径≤10cm

　T_{2b}：肿瘤局限于肾脏，最大径>10cm

　T_3：肿瘤侵及大静脉或肾周组织，但未累及同侧肾上腺，也未超过肾周筋膜

　　T_{3a}：肿瘤侵及肾静脉内或肾静脉分支的肾段静脉（含肌层的静脉）或侵犯肾周脂肪和/或肾窦脂肪（肾盂旁脂肪），但未超过肾周筋膜

　　T_{3b}：肿瘤侵及横膈膜下的下腔静脉

　　T_{3c}：肿瘤侵及横膈膜上的下腔静脉或侵及下腔静脉壁

　T_4：肿瘤突破肾周筋膜，包括侵及邻近肿瘤的同侧肾上腺

远处转移（M）

　M_0：无远处转移

　M_1：有远处转移

分期

　Ⅰ期：$T_1N_0M_0$

　Ⅱ期：$T_2N_0M_0$

　Ⅲ期：$T_1\sim T_2N_1M_0$

　　　　或 $T_3N_X\sim N_1M_0$

　Ⅳ期：T_4 或 M_1

第四节　适应证及禁忌证

一、适应证

1. **肾脏原发灶的治疗**　①无法耐受手术或拒绝手术的 RCC；②有保留肾功能需求的 RCC。其中靠近肾血管，位于肾门中央不适合其他消融手段或局切手术的小肾癌是射波刀立体定向体部放疗（stereotactic body radiotherapy，SBRT）的最佳适应证。目前对于肿瘤的大小没有明确的限制，但是有些研究提示大于3～4cm 的 RCC 消融治疗局部控制率可能不如根治性手术。大肿瘤 SBRT 治疗应谨慎评估，不推荐没有治疗经验的单位实施。

2. **转移性肾癌的治疗**　全身各部位转移灶，尤其适合于骨转移和脑转移灶的治疗。

二、禁忌证

1. **无法植入金标**　因解剖限制或出血倾向无法进行穿刺植入金标。
2. **无法明确范围**　无法通过影像学明确病灶范围。
3. **既往放疗**　拟治疗部位有放疗史。
4. **患者无法长时间平卧。**
5. **肾内或肾周存在高密度金属植入物**　如肿瘤层面存在椎体外固定钢钉或钢板，干扰金标追踪。

由于转移灶的部位分布广泛，治疗技术无法一以概之。本章重点讨论 RCC 原发灶的治疗技术和进展。

第五节　治疗前准备

一、病史采集和查体

完整的病史采集和体格检查对全面评估患者病情非常重要，除了有效评估肾癌的发展状况，同时也应明确有无其他合并症如心脑血管疾病等以及其严重程度，有无合并用药，尤其是抗凝等对穿刺操作有影响的药物。

二、实验室检查

包括血常规、尿常规、肝肾功能、电解质、凝血功能、乙肝抗原等术前免疫学检查等；若患者同时接受抗肿瘤药物治疗，还需完善心脏、甲状腺、肾上腺和垂体功能（合并免疫治疗时）等检查。

三、影像学检查

包括 CT 尿路成像、泌尿系统超声、肾脏 MRI、胸部 CT，根据临床需要可增加盆腔 CT、骨扫描、PET/CT、脑 MRI 等分期检查。

四、病理诊断

建议通过原发灶穿刺活检获得明确的病理诊断，如有穿刺禁忌或穿刺风险过高亦可通过影像学诊断 RCC，综合超声、增强 CT 和 MRI 检查诊断的准确率可高达 90% 以上。

第六节　技术流程

一、金标植入

射波刀治疗前需常规植入金标以便治疗时进行呼吸追踪消除呼吸运动产生的误差。可选择的植入手段包括 CT 引导下金标植入或超声引导下金标植入。一般需植入 3～6 颗金标，以达到立体方位矫正的精确性。每两颗金标不可与身体两侧斜 45° 角方向共线，以免出现金标遮挡。金标位置应置于瘤内或肿瘤边缘，不可与肿瘤相距过远以免金标运动无法代表肿瘤运动。

二、体位固定

射波刀治疗定位及治疗时应采用舒适、重复性高的固定技术。常采用仰卧位，双手放于体侧，常用的固定装置／技术为负压真空垫和液体混合发泡成型技术。模拟定位前建议禁食禁水 4 小时以上，以减少胃内容物对胃形状和位置的影响，降低定位与治疗期间靶区位移的可能性。

三、扫描条件

模拟 CT 定位需在金标植入 7～10 天后进行，以免出现金标移位导致治疗计划无法实施。采用平扫 + 增强 CT 扫描，扫描层厚通常为 1～1.5mm。射波刀采用金标追踪肿瘤，无须行 4D-CT 扫描或呼吸门控技术。如患者存在金标植入禁忌，但仍需行射波刀治疗（仅限于小肿瘤，且瘤周无射线敏感器官如肠道等），可行 4D-CT 扫描协助确定呼吸动度。

四、技术流程图

推荐患者空腹状态下行体位固定，将定位 CT 传输至射波刀计划系统，勾画靶区和危及器官，给予靶区处方量和正常器官限量，完成计划设计和剂量计算，在模体上进行剂量验证无误后，方可开始治疗。首次行 SBRT 时应有一名医师、一名物理师和一名技术员同时在场，因 RCC 一般存在呼吸动度，需进行金标辅助的呼吸追踪技术。首次治疗开始前应用 Synchrony™ 追踪系统建立呼吸模型，待模型创建成功后方可开始治疗。肾癌 SBRT 技术流程见图 9-1。

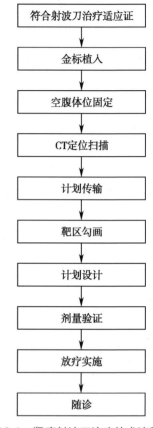

图 9-1　肾癌射波刀治疗技术流程图

第七节　靶 区 勾 画

因射波刀可利用金标进行实时呼吸追踪，一般认为原发灶根治性 SBRT 的大体肿瘤体积（gross tumor volume，GTV）即为计划靶区（planning target volume，PTV），无须进一步外放。但是，Synchrony™ 针对肺部肿瘤的研究显示，呼吸追踪存在一定的误差，左右方向为 1.2mm，前后方向 1.7mm，头尾方向为 3.5mm，故 RCC 原发灶的 PTV 外放可参考此数据。如患者未行金标植入，需在 4D-CT 每套图像上勾画 GTV，将所有的 GTV 合成，确定为 GTV 的内靶区（internal tumor volume，ITV）。射波刀摆位误差小于 0.3mm，ITV 到 PTV 可不外放或仅外放 1～1.5mm（图 9-2）。

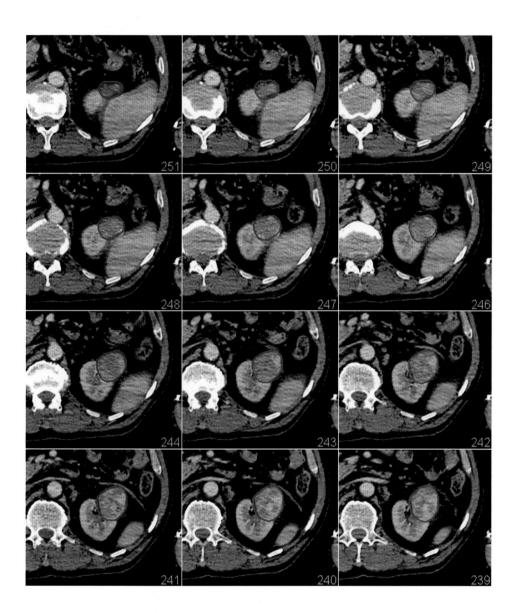

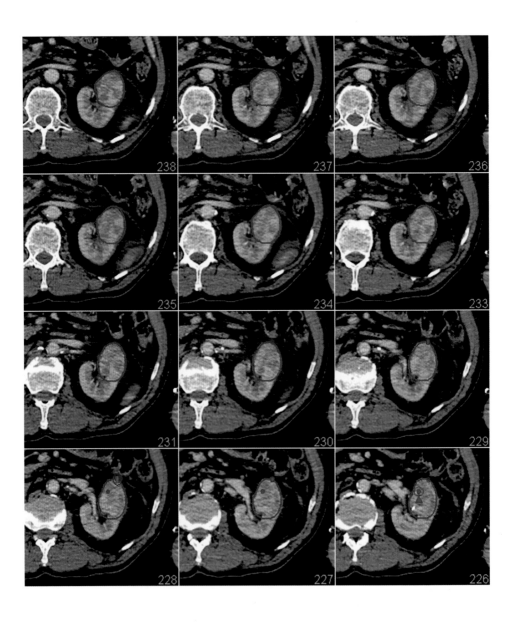

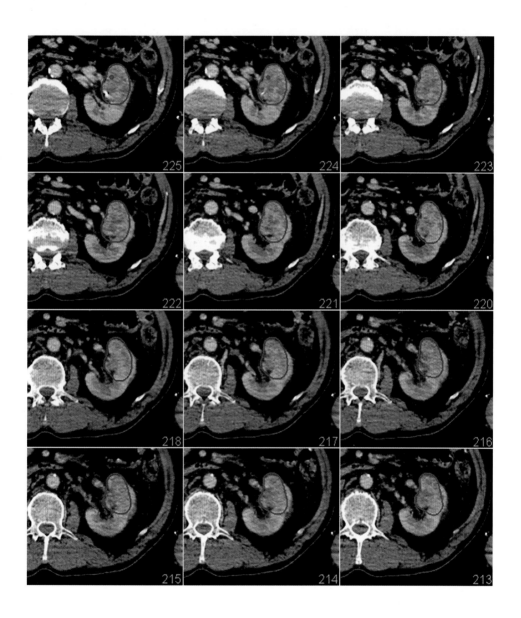

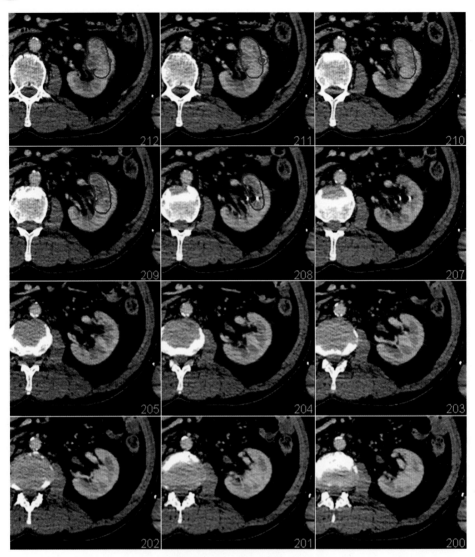

图 9-2　肾细胞癌（RCC）射波刀治疗靶区勾画

红色线条所示区域为肾癌靶区。

第八节　剂量分割模式

一、剂量分割

针对 RCC 原发灶常用的剂量分割方案包括：25～26Gy/1F，36～54Gy/3F，40～50Gy/5F；每天或隔天治疗。一般≤5cm 的肿瘤可选择 1～3F，>5cm 的肿瘤一般选择 4～5F，常见的剂量分割方案总结见表 9-2。在保证安全的情况下，规定至少须 95% 的 PTV 体积达到处方剂量。由于肿瘤体积和位置、与周边危及器官的关系等原因有时难以达到标准，需要临床医生根据经验决定，可接受的处方剂量覆盖区间介于 60%～80%，肿瘤边缘可因保护危及器官原因适当亏量。

表 9-2　肾细胞癌（RCC）推荐剂量分割方案

分割次数	推荐剂量 /Gy
1F	25～26
3F	36～54
5F	40～50

注：F，分次。

二、危及器官剂量限值

需要勾画和限量的危及器官主要包括脊髓、胃、小肠、大肠、肝、对侧肾和患侧正常肾组织。目前射波刀治疗危及器官的限量尚无标准推荐，结合国际肾脏放射肿瘤外科联盟（International Radiosurgery Oncology Consortium for Kidney，IROCK）的共识和美国医学物理学家协会（American Association of Physicists in Medicine，AAPM）101 号报告，危及器官的剂量限值参考见表 9-3。

表 9-3　危及器官剂量限值

危及器官	1F	3F	5F
脊髓	Dmax<14Gy $D_{0.03cm^3}$<12Gy D_{1cm^3}<8Gy	Dmax<22.2Gy $D_{0.03cm^3}$<18Gy $D_{1.2cm^3}$<12.3Gy	Dmax<30Gy $D_{0.03cm^3}$<27.5Gy $D_{0.5cm^3}$<23Gy
胃/十二指肠	Dmax<12.4Gy D_{10cm^3}<11Gy	Dmax<22.2Gy D_{10cm^3}<16.5Gy	Dmax<30Gy D_{10cm^3}<18Gy
小肠	Dmax<15Gy D_{5cm^3}<11.9Gy	Dmax<25Gy D_{5cm^3}<17.7Gy	Dmax<30Gy D_{5cm^3}<20Gy
大肠	Dmax<18.4Gy D_{20cm^3}<14.3Gy	Dmax<28.2Gy D_{20cm^3}<24Gy	Dmax<35Gy D_{20cm^3}<25Gy
肝	D_{700cm^3}<9.1Gy	D_{700cm^3}<15Gy V_{17}<66%	D_{700cm^3}<21Gy
心脏	Dmax<22Gy D_{15cm^3}<16Gy	Dmax<27.9Gy D_{15cm^3}<24Gy	Dmax<38Gy D_{15cm^3}<32Gy
孤立肾	—	—	V_{10Gy}<10%
健侧肾[①]	—	V_{10Gy}<33%	Dmean<10Gy V_{10Gy}<45%
双侧肾	$V_{8.4Gy}$<200cc	V_{16Gy}<200cc	Dmean<10Gy $V_{17.5Gy}$<200cm³

注：F，分次。

①若患侧肾 Dmean>10Gy，健侧肾推荐限量 V_{10Gy}<10%。

第九节　临　床　疗　效

一、局部控制和生存

文献报道 SBRT 治疗 RCC 原发灶局部控制率为 70%～100%，多数报道显示局部控制率大于 90%。Siva 等的研究纳入 33 例 RCC 患者，小于 5cm 肿物给予 26Gy 单次照射，大于 5cm 肿物给予 42Gy、分 3 次照射，中位随访时间 24 个月，2 年局部控制率（local control rate，LCR）为 100%，无远处转移生存率为 89%，总生存期（overall survival，OS）为 92%。Staehler 等的研究纳入 40 例肾癌患者，其中 29 例为 RCC，11 例为尿路上皮癌。采用射波刀系统，给予 25Gy 单次治疗。中位随访时间 28.1 个月，局部控制率达 98%。19 个病灶达完全缓解（complete response，CR）。局部失败主要和低生物等效剂量（biological effective dose，BED）相关。Wang 等报道，治疗 T$_{3/4}$ 大肿瘤 RCC 时，采用单次剂量为 3～5Gy 的分割模式（总 36～51Gy），5 年的局部控制率只有 43.5%（表 9-4）。

表 9-4　SBRT 治疗 RCC 原发灶疗效汇总

研究	例数	病理	大小	剂量	疗效
Siva S，2017	33	RCC	<5cm	26Gy/1F	2 年局部控制率 100%，
			>5cm	42Gy/3F	总生存率 92%
Staehler M，2015	40	29 例 RCC 11 例 TCC	7.5～120cm³	25Gy/1F	2 年局部控制率 98%

注：SBRT，立体定向体部放疗；RCC，肾细胞癌；TCC，移行细胞癌。

二、不良反应

射波刀治疗 RCC 原发灶的毒性轻微，Correa 等在元分析中估计 3～4 级的毒性反应发生概率为 1.5%。在该分析入组的所有 23 项关于毒性的研究中，治疗的耐受性总体良好。在 287 名接受肾脏 SBRT 的患者中，观察到的毒性反应主要是轻度恶心、疲劳或皮炎，分别占 37.5%（1 级）和 8.8%（2 级）。总计 8 例 3 级事件，包括可能与治疗相关的肾盂肾炎（n=1）和胃溃疡（n=1）。共有两个 4 级事件（0.9%）：十二指肠溃疡（n=1）和皮炎（n=1）。没有治疗相关的死亡。

三、肾脏功能变化

RCC 原发灶接受 SBRT 的重要原因是为了保存残留的肾功能，实测 SBRT 后肾小球滤过率（glomerular filtration rate，GFR）平均值下降约 7.7ml/min（95% *CI*：2.8～12.5ml/min）。文献报道的 GFR 变化区间介于 −16.7～+6.0ml/min。只

有 2.9% 的患者需要透析,这部分患者放疗前均存在 2～5 期的慢性肾功能不全。需注意的是,有些研究提示,可能存在 SBRT 导致的迟发性肾功能不全,表现为短期内 GFR 维持基线水平,长期随访期间出现 GFR 下降。

第十节　注 意 事 项

射波刀治疗精确度高,靶区外放范围小。故需结合多种影像学资料,精准定位 GTV 范围。治疗时如出现金标追踪困难,或无法建立稳定的呼吸模型,应考虑金标移位可能,必要时舍弃移位的金标。若金标位移较大,需重新定位,制订新的治疗计划后方可实施。

RCC 放疗后肿瘤退缩速度通常较慢,局部疗效评价有一定难度。射波刀治疗后短期内多数病灶退缩缓慢,在 CT 或者 MRI 上病灶强化程度往往较基线无显著改变,有时因软组织水肿可能会出现假性进展。文献报道,射波刀治疗后影像学达到最佳局部疗效的时间可达 1～2 年。

64% 肾癌 SBRT 患者放疗后 6～9 个月穿刺活检呈阳性,部分患者在二次穿刺时转为阴性,但治疗后短期内的穿刺活检呈阳性与肿瘤的局部复发并无显著相关性。故而不推荐通过活检评估射波刀治疗疗效,建议进行长期规律的影像学随访,结合 PET/CT 等功能影像学有助于准确评价疗效。

（彭 冉 王 皓）

推荐阅读文献

[1] BENEDICT S H, YENICE K M, FOLLOWILL D, et al. Stereotactic body radiation therapy: the report of AAPM task group 101. Med Phys, 2010, 37(8): 4078-4101.

[2] COOPERBERG M R, MALLIN K, RITCHEY J, et al. Decreasing size at diagnosis of stage 1 renal cell carcinoma: analysis from the National Cancer Data Base, 1993 to 2004. J Urol, 2008, 179(6): 2131-2135.

[3] CORREA R J M, LOUIE A V, ZAORSKY N G, et al. the emerging role of stereotactic ablative radiotherapy for primary renal cell carcinoma: a systematic review and meta-analysis. Eur Urol Focus, 2019, 5(6): 958-969.

[4] CORREA R J M, RODRIGUES G B, CHEN H, et al. stereotactic ablative radiotherapy (SABR) for large renal tumors: a retrospective case series evaluating clinical outcomes, toxicity, and technical considerations. Am J Clin Oncol, 2018, 41(6): 568-575.

[5] D'AVELLA C, ABBOSH P, PAL S K, et al. Mutations in renal cell carcinoma. Urol Oncol, 2020, 38(10): 763-773.

[6] FLOCKS R H, KADESKY M C. Malignantneoplasms of the kidney: an analysis of 353 patients followed five years or more. J Urol, 1958, 79(2): 196-201.

[7] FUNAYAMA S, ONISHI H, KURIYAMA K, et al. Renal cancer is not radioresistant: slowly but continuing shrinkage of the tumor after stereotactic body radiation therapy. Technol Cancer Res Treat, 2019, 18: 1533033818822329.

[8] HUANG J, LEUNG D K, CHAN E O, et al. A Global trend analysis of kidney cancer incidence and mortality and their associations with smoking, alcohol consumption, and metabolic syndrome. Eur Urol Focus, 2022, 8(1): 200-209.

[9] KANE C J, MALLIN K, RITCHEY J, et al. Renal cell cancer stage migration: analysis of the National Cancer Data Base. Cancer, 2008, 113(1): 78-83.

[10] KASUYA G, TSUJI H, NOMIYA T, et al. Updated long-term outcomes after carbon-ion radiotherapy for primary renal cell carcinoma. Cancer Sci, 2018, 109(9): 2873-2880.

[11] MAHUL B A, STEPHEN B E, FREDERICK L G, et al. AJCC cancer staging manual. 8ed. Cham: Springer, 2017.

[12] MOCH H, CUBILLA A L, HUMPHREY P A, et al. The 2016 WHO classification of tumours of the urinary system and male genital organs-part a: renal, penile, and testicular tumours. Eur Urol, 2016, 70(1): 93-105.

[13] MOTZER R J, MAZUMDAR M, BACIK J, et al. Survival and prognostic stratification of 670 patients with advanced renal cell carcinoma. J Clin Oncol, 1999, 17(8): 2530-2540.

[14] PEPIN E W, WU H, ZHANG Y, et al. Correlation and prediction uncertainties in the cyberknife synchrony respiratory tracking system. Med Phys, 2011, 38(7): 4036-4044.

[15] PONSKY L, LO S S, ZHANG Y, et al. Phase I dose-escalation study of stereotactic body radiotherapy(SBRT) for poor surgical candidates with localized renal cell carcinoma. Radiother Oncol, 2015, 117(1): 183-187.

[16] SIEGEL R L, MILLER K D, FUCHS H E, et al. Cancer statistics, 2022. CA Cancer J Clin, 2022, 72(1): 7-33.

[17] SIVA S, BRESSEL M, WOOD S T, et al. Stereotactic radiotherapy and short-course pembrolizumab for oligometastatic renal cell carcinoma—the RAPPORT trial. Eur Urol, 2022, 81(4): 364-372.

[18] SIVA S, ELLIS R J, PONSKY L, et al. Consensus statement from the International Radiosurgery Oncology Consortium for Kidney for primary renal cell carcinoma. Future Oncol, 2016, 12(5): 637-645.

[19] SIVA S, PHAM D, KRON T, et al. Stereotactic ablative body radiotherapy for inoperable primary kidney cancer: a prospective clinical trial. BJU Int, 2017, 120(5): 623-630.

[20] STAEHLER M, BADER M, SCHLENKER B, et al. Single fraction radiosurgery for the treatment of renal tumors. J Urol, 2015, 193(3): 771-775.

[21] SVEDMAN C, SANDSTROM P, PISA P, et al. A prospective phase II trial of using extracranial stereotactic radiotherapy in primary and metastatic renal cell carcinoma. Acta Oncol, 2006, 45(7): 870-875.

[22] WANG Y J, HAN T T, XUE J X, et al. Stereotactic gamma-ray body radiation therapy for asynchronous bilateral renal cell carcinoma. Radiol Med, 2014, 119(11): 878-883.

[23] WERSALL P J, BLOMGREN H, LAX I, et al. Extracranial stereotactic radiotherapy for primary and metastatic renal cell carcinoma. Radiother Oncol, 2005, 77(1): 88-95.

[24] XIA C, DONG X, LI H, et al. Cancer statistics in China and United States, 2022: profiles, trends, and determinants. Chin Med J(Engl), 2022, 135(5): 584-590.

第十章

前列腺癌射波刀治疗

第一节　概　　述

前列腺癌是男性泌尿系统的常见肿瘤,在西方国家男性中的发病率排第 1位,病死率排第 2 位,在我国男性中发病率排第 2 位,病死率排第 5 位。放疗在前列腺肿瘤治疗中具有非常重要的地位。随着放疗技术及设备的发展,放疗已进入精准放疗时代。基于射波刀(cyberknife, CK)的立体定向体部放疗(stereotactic body radiotherapy, SBRT)是指采用单次剂量大、分割次数少的分割方式给予靶区高剂量且降低正常组织受量的治疗方式。SBRT 作为精准放疗的代表,集合应用图像引导技术、图像融合技术、金标追踪系统等,与传统放疗技术相比,具有以下特点:靶区内受照射剂量大,靶区周围正常组织受量小,靶区定位及照射准确。目前,射波刀在前列腺癌中主要用于局限性前列腺癌和前列腺癌寡转移灶的治疗。

第二节　病　　理

前列腺癌大多数发生于腺体外周带或后叶的腺泡腺管上皮,两侧叶亦偶有发病。常见的前列腺癌病理类型为腺癌,一般为腺泡腺癌,少数为导管内癌、导管腺癌,其他少见的有尿道起源的尿路上皮癌、腺鳞癌、鳞状细胞癌、基底细胞癌、神经内分泌癌等(表 10-1)。

表 10-1　前列腺癌组织学类型

腺泡性腺癌	导管腺癌
非特殊类型	筛状
特殊变异型	乳头状
萎缩型	实性
假增生型	尿路上皮癌[①]
微囊型	腺鳞癌
泡沫腺型	鳞状细胞癌[①]
黏液(胶样)	基底细胞癌[①]
印戒样细胞型	神经内分泌癌
多形性巨细胞型	腺癌伴神经内分泌分化[②]

续表

肉瘤样	高分化神经内分泌肿瘤①
导管内癌，非特殊类型	小细胞神经内分泌癌①
	大细胞神经内分泌癌①

注：① Gleason 评分不适用于这些癌。

②仅对腺癌成分进行 Gleason 评分。

前列腺癌有多种组织病理学分级标准，其中最常用的是 Gleason 分级系统。根据前列腺癌组织在低倍镜下所见的腺体分化程度将肿瘤在间质中的生长方式分为 5 级。又将主要原发病变区分为 1~5 级，每级记 1 分；次要原发病变区也分为 1~5 级，每级记 1 分；1 级分化最好，5 级分化最差，两者级数相加就是组织病理学评分所得分数，应为 2~10 分。评分为 2~4 分属高分化癌，5~6 分为中分化癌，7~10 分为低分化癌（表 10-2、图 10-1）。主要分级区为显微镜下超过 50% 肿瘤细胞所处的 Gleason 等级，次要分级区为显微镜下 5%~49% 肿瘤细胞所处的 Gleason 等级。

表 10-2　前列腺癌 Gleason 评分系统

分级	组织学特征
1 级①	分化良好腺体紧密排列，无浸润，形成界限清楚的结节
2 级①	分化良好腺体稍疏松排列，形成界限清楚的结节，可伴微小浸润
3 级	分散独立的分化良好腺体，边界明显浸润，腺体间有间质分隔
4 级	边界明显浸润，腺体分化不良、融合、筛状或肾小球样，无间质分隔
5 级	缺乏腺样分化，上皮呈实体状、带状或单细胞浸润于间质内或粉刺样癌

注：①不存在于穿刺标本中，根治标本罕见。

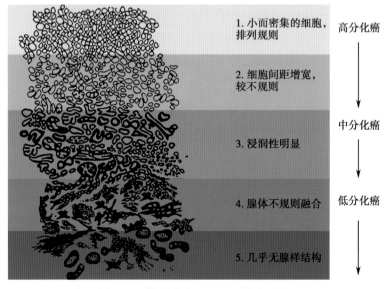

图 10-1　前列腺癌 Gleason 评分系统

近年来，Gleason 评分系统已简化为 WHO/ISUP 组织学分级分组（Grade Groups，GG）系统。见表 10-3。

表 10-3 分级分组的组织学定义

分级分组	Gleason 评分	定义
1	≤6	仅有单个，散在，分化尚好的腺体
2	3+4=7	主要成分为分化良好的腺体，次要成分为腺腔结构不完整 / 融合 / 筛状 / 肾小球样腺体成分
3	4+3=7	主要成分为腺腔结构不完整 / 融合 / 筛状 / 肾小球样腺体，次要成分为分化尚好的腺体成分[①]
4	4+4=8, 3+5=8, 5+3=8	仅有腺腔结构不完整 / 融合 / 筛状 / 肾小球样腺体或主要成分为分化尚好的腺体，次要成分缺乏腺体成分[②]或主要成分为缺乏腺体成分，次要成分为分化尚好的腺体[②]
5	4+5=9, 5+4=9, 5+5=10	缺乏腺体成分（或伴有坏死）有或没有腺腔结构不完整 / 融合 / 筛状的腺体[①]

注：[①]对于粗针活检或前列腺癌根治标本中具有 95% 的腺腔结构不完整 / 融合 / 筛状 / 肾小球样腺体或缺乏腺体的病例，小于 5% 的分化尚好腺体的组成因素不包括在内。

[②]腺腔结构不完整 / 融合 / 筛状腺体可为次要成分。

第三节 分 期

目前，前列腺癌的分期采用美国癌症联合委员会（AJCC）前列腺癌 TNM 分期系统（第 8 版，2017 年发布）（表 10-4～表 10-6）。

表 10-4 前列腺癌 TNM 分期系统

原发肿瘤（T）

 临床 T 分期（cT）

  T_X 原发肿瘤无法评价

  T_0 无原发肿瘤的证据

  T_1 不可扪及或影像学检查未发现的临床隐匿肿瘤

    T_{1a} 偶然发现的肿瘤，在切除组织中占比≤5%

    T_{1b} 偶然发现的肿瘤，在切除组织中占比 >5%

    T_{1c} 穿刺活检在前列腺单侧 / 双侧叶发现的肿瘤，但临床不可触及

  T_2 临床检查可扪及，肿瘤局限于前列腺

    T_{2a} 肿瘤侵犯<前列腺单侧叶的 1/2

    T_{2b} 肿瘤侵犯>前列腺单侧叶的 1/2

    T_{2c} 肿瘤侵犯前列腺双侧叶

  T_3 肿瘤突破前列腺包膜，但不固定，且未侵犯邻近解剖结构

    T_{3a}　肿瘤包膜外侵犯（单侧或双侧）

    T_{3b}　肿瘤侵犯精囊

T_4　肿瘤固定，或侵犯邻近组织（不包括精囊），如外括约肌、直肠、膀胱、肛提肌，和/或盆壁

病理 T 分期（pT）

T　原发肿瘤

T_2　肿瘤局限于前列腺

T_3　肿瘤包膜外侵犯

    T_{3a}　肿瘤包膜外侵犯（单侧或双侧），显微镜下膀胱颈受侵

    T_{3b}　肿瘤侵犯精囊

T_4　肿瘤固定，或侵犯邻近组织（不包括精囊），如外括约肌、直肠、膀胱、肛提肌、和/或盆壁

注：无病理学 T_1 分期。手术切缘阳性应以 R1 标识，指明镜下肿瘤残留

区域淋巴结（N）

临床 N 分期

N_X　区域淋巴结无法评估

N_0　无区域淋巴结转移

N_1　区域淋巴结转移

病理 N 分期

pN_X　无区域淋巴结取材标本

pN_0　无区域淋巴结转移

pN_1　区域淋巴结转移

远处转移（M）

临床 M 分期

M　远处转移

M_X　远处转移无法评估

M_0　无远处转移

M_1　存在远处转移

    M_{1a}　非区域淋巴结转移

    M_{1b}　骨转移

    M_{1c}　其他部位转移，有或无骨转移

表 10-5　前列腺癌 AJCC 预后分组

组别	T	N	M	PSA/(ng·ml⁻¹)	组织学分级分组
I	$cT_{1a\sim c}$	N_0	M_0	<10	1
	cT_{2a}	N_0	M_0	<10	1
	pT_2	N_0	M_0	<10	1

续表

组别	T	N	M	PSA/(ng•ml^{-1})	组织学分级分组
ⅡA	$cT_{1a\sim c}$	N_0	M_0	≥10, <20	1
	cT_{2a}	N_0	M_0	≥10, <20	1
	pT_2	N_0	M_0	≥10, <20	1
	cT_{2b}	N_0	M_0	<20	1
	cT_{2c}	N_0	M_0	<20	1
ⅡB	$T_{1\sim 2}$	N_0	M_0	<20	2
ⅡC	$T_{1\sim 2}$	N_0	M_0	<20	3
	$T_{1\sim 2}$	N_0	M_0	<20	4
ⅢA	$T_{1\sim 2}$	N_0	M_0	≥20	1~4
ⅢB	$T_{3\sim 4}$	N_0	M_0	任何 PSA	1~4
ⅢC	任何 T	N_0	M_0	任何 PSA	5
ⅣA	任何 T	N_1	M_0	任何 PSA	任何值
ⅣB	任何 T	任何 N	M_1	任何 PSA	任何值

注：如前列腺特异性抗原（PSA）或组织学分级分组结果不可用，应参照 T 分期和 / 或 PSA 或病理学分级分组（如可用）结果确定预后分组。

表 10-6　局限性前列腺癌的危险分组

危险类别	临床 / 病理特征		
极低危组	具有以下所有特征： • T_{1c} • 病理组织分级分组 1 • 前列腺特异性抗原（PSA）<10ng/ml • 穿刺活检<3 针阳性 • 每针穿刺肿瘤组织≤50% • PSA 密度<0.15ng/（ml•g）		
低危组	具有以下所有特征但不同于极低危组： • $T_{1\sim 2a}$ • 病理组织分级分组 1 • PSA<10ng/ml		
中危组	具有以下所有特征： • 不具有高危组特征 • 不具有极高危组特征 • 具有一项或以上中危因素 ➢ $T_{2b\sim c}$ ➢ 病理组织分级分组 2 或 3 ➢ PSA 10~20ng/ml	预后良好型中危组 预后不良型中危组	具有以下所有特征： • 1 项中危因素 • 病理组织分级分组 1 或 2 • 穿刺针数的阳性率<50% 具有以下一项或以上特征： • 2 或 3 项中危因素 • 病理组织分级分组 3 • 穿刺针数的阳性率≥50%

续表

危险类别	临床/病理特征
高危组	不具有极高危组特征但具有一项以下特征： ● T_{3a} ● 病理组织分级分组 4 或 5 ● PSA >20ng/ml
极高危组	具有至少一项以下特征： ● $T_{3b\sim4}$ ● 病理组织分级以 5 为主 ● 具有 2 或 3 项高危组特征 ● 穿刺 >4 针中出现病理分级分组 4 或 5

第四节　适应证及禁忌证

目前，射波刀在前列腺癌治疗中的应用主要在两个方面：局限性前列腺癌的根治性放疗和前列腺癌寡转移灶的放疗。

一、局限性前列腺癌的射波刀治疗

1. **理论基础**　研究表明，前列腺癌相对缓慢的增殖率表现为低 α/β 值，约 1.5Gy。直肠、膀胱的 α/β 值 >3Gy，由于前列腺癌的 α/β 值低于周围正常组织器官，因此，根据 LQ 模型，前列腺癌采用大分割放疗可提高肿瘤控制率，减少晚期不良反应。SBRT 作为精准放疗的代表，开创了大分割放疗的先河。

2. **成本－效益比值**　从成本-效益角度分析，选择 SBRT 的前列腺癌患者可以获得更经济的医疗。一方面，与大分割或常规分割的调强放疗（intensity-modulated radiation therapy，IMRT）5～8 周的治疗时间相比，SBRT 短短数天的治疗时间可以大大减少经济支出。另一方面，由于减少了患者的就诊次数，因此提高了患者的生活质量。

3. **适应证**　局限性前列腺癌根据 T 分期、Gleason 评分、初始诊断前列腺特异性抗原（PSA）等因素分为五组：极低危组、低危组、中危组、高危组、极高危组，其中，中危组又分为预后良好型中危组和预后不良型中危组。

（1）极低危、低危组：射波刀可用于极低危、低危组前列腺癌患者的根治性放疗，不需要联合内分泌治疗。

（2）中危组：射波刀可用于中危组前列腺癌患者的根治性放疗，其中，对于预后良好型中危组放疗一般不需要联合内分泌治疗；对于预后不良型中危组放疗建议联合 4～6 个月短程内分泌治疗。

（3）高危、极高危组：射波刀可用于高危组前列腺癌患者的根治性放疗，建议联合 1.5～3 年长程内分泌治疗。射波刀可用于部分极高危组前列腺癌患者的根治性放疗，建议联合 1.5～3 年长程内分泌治疗；对于 T_4 期极高危组前列腺癌患者，建议先行新辅助内分泌治疗降期后再评估是否可行射波刀治疗。若新辅助治疗后肿瘤仍侵犯直肠、膀胱等邻近重要器官，则不建议行射波刀治疗。

二、前列腺癌寡转移灶的射波刀治疗

前列腺癌常出现骨和淋巴结转移，较少出现内脏转移。寡转移灶通常指≤5 个的转移灶，有的研究将寡转移灶的个数定义为≤3 个。临床上，通过密切监测 PSA 的变化可较早了解前列腺癌患者的疾病进展情况。随着影像技术及设备的发展，^{68}Ga PSMA PET/CT、^{68}Ga PSMA PET/MRI 的应用对前列腺癌转移的评估和分期具有重要意义。

射波刀可用于前列腺癌寡转移灶的治疗，其安全性好，局部控制率高，上海长海医院赵宪芝等的研究结果显示射波刀治疗前列腺癌寡转移灶 1 年的局部控制率为 90.4%，4 年的局部控制率为 82.6%。研究表明寡转移灶局部放疗联合内分泌治疗组的预后优于单纯内分泌治疗组。对于具有某特征的亚组人群，对于继发性寡转移灶单纯行 SBRT 可推迟应用内分泌治疗，但该亚组人群的特征仍在探索中。

第五节 治疗前准备

一、放疗前宣教

放疗前要充分对患者进行宣教，让患者客观认识放疗的安全性和有效性，消除患者过度紧张、心理焦虑等情绪，帮助其对完成治疗建立信心。告知患者选择射波刀治疗的利弊、不良反应、主要步骤、治疗流程及每一步的注意事项，增加患者对射波刀治疗的了解，使其能更好更积极地配合治疗。

二、饮食调节

前列腺癌射波刀治疗期间，为避免因直肠的形态差异影响治疗的准确性，尽可能避免腹胀、腹泻、便秘等胃肠道功能不良情况的发生。为保证每次治疗的准确性和可重复性，建议治疗前 2 周开始调整饮食及排便习惯，保持大便通畅，嘱饮食易消化且营养均衡，治疗期间忌吃易产气食物，如红薯、牛奶、豆腐等，放疗前宜多走动，促进肠道排气排便。若存在便秘，必要时可应用乳果糖、麻仁软胶囊、肠道益生菌、开塞露等保持大便通畅。

三、直肠准备

直肠不良反应是射波刀治疗前列腺癌最常见的反应之一，表现为放射性直肠炎，严重时可能发生肠道溃疡、出血等。因此，减少直肠毒副反应，增加照射精确性至关重要。建议患者治疗前 2 周开始调整饮食保持大便通畅,必要时应用肠道益生菌、缓泻剂等帮助患者充分排气排便。若仍未达到要求,建议每次治疗前开塞露纳肛辅助排空直肠,也可用直肠内置水囊、Spacer 技术等保证治疗过程中直肠形态的重复性,增加直肠与前列腺的距离,降低直肠毒副反应。

四、膀胱准备

膀胱不良反应是射波刀治疗前列腺癌另一个常见的反应,表现为放射性膀胱炎,严重时可能发生膀胱出血、反复尿路感染等。因此,减少膀胱的毒性反应同样重要。可重复的膀胱充盈是降低放射性膀胱炎的重要措施。嘱患者在耐受范围内适当充盈膀胱 200～400ml,有条件的单位可使用膀胱测量仪来保证每次充盈的重复性,一般监测膀胱容量达到定位时容量的 ±50ml 为宜。

五、基线状态评估

为更好地了解放疗对患者的影响,建议患者在放疗前填写患者自评量表(patient-reported outcome measures,PROMs)、国际前列腺症状评分表(international prostate symptom score,IPSS)作为基线状态评估,可使用前列腺复合指数量表 26(expanded prostate cancer index composite 26,EPIC 26)评估放疗前后患者泌尿系统、胃肠道、性功能、激素水平等方面的变化。

第六节　技　术　流　程

射波刀治疗前列腺癌的流程主要包括:病情评估、金标植入、定位、靶区勾画、放疗计划设计、治疗等步骤,每一步骤都有着严格的操作规范,为了更好地做到治疗保证与质量控制,必须认真执行技术流程及医疗规范。关于技术流程,目前通常有以下几个步骤(图 10-2)。

一、病情评估

1. **评估重点**　包括适应证、禁忌证。其他包括患者的一般情况,如分期、危险度分组、是否需要联合分泌治疗、预期效果,大便、小便、血常规、生化、凝血等情

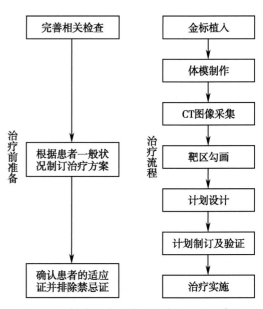

图 10-2　射波刀治疗前列腺癌的流程示意图

况,治疗前是否需要应用开塞露,造影剂过敏与否,是否做过 MRI 等。

2. **评估患者的基线状态** 如 IPSS 评分、ECOG 评分、疼痛评分、生活质量评分等。

3. **知情同意** 患者治疗前签署知情同意书。

二、金标植入

1. **知情同意** 患者签署超声引导下穿刺行金标植入知情同意书。

2. **金标追踪** 射波刀治疗前列腺癌采用金标追踪系统,在完成治疗前相关检查和基线评估后,行超声引导下经直肠或经会阴金标植入术,一般植入 4 颗金标,使其均匀分布在前列腺内,每 2 颗金标的间距最好大于 2cm,4 颗金标不能位于同一直线或同一平面上,需构成一个立体结构(图 10-3)。

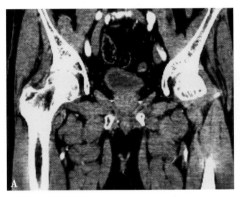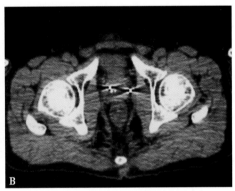

图 10-3 前列腺内植入的金标在 X 线片(A)和 CT 横断面(B)的显示

3. **金标稳定** 金标需要在体内固定 1 周时间,若金标移位,需再次行金标植入术。金标植入体内无须取出。

三、体模制作

1. **体位** 让患者仰卧于体模上,为患者做专属体模,应用热塑性塑料体模或真空泡沫袋固定体位,以便重复。

2. **患者标识** 将写有患者姓名、病案号、日期、体位等信息的标签贴于体模上(图 10-4)。

图 10-4 标签贴于为患者制作的体模上

四、模拟 CT 定位

1. **准备** 患者定位前做好膀胱准备和直肠准备。

2. **体位** 指导患者取舒适仰卧位,手臂贴于身体两侧,平静呼吸(图 10-5)。

3. **模拟 CT 扫描**　扫描层厚为 1.5mm，扫描范围从髂骨嵴上方至会阴部下方（图 10-6）。为便于更好地分辨肿瘤和正常组织器官的边界，进行平扫和增强两个序列扫描。

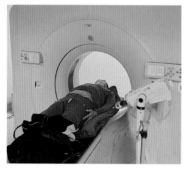

图 10-5　患者在 CT 床上仰卧于体模上

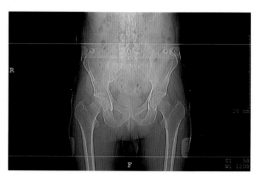

图 10-6　扫描范围

4. **扫描重建**　完成后将 CT 结果传输至靶区勾画系统（图 10-7）。

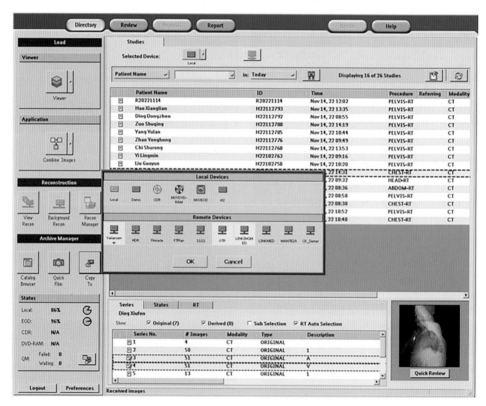

图 10-7　将定位 CT 传输至靶区勾画系统

5. **定位结束**　患者可以排小便。

五、靶区勾画

大体肿瘤体积（gross tumor volume，GTV）：前列腺癌常为多灶性且易侵犯双侧叶，GTV 较难辨别，因此一般不单独勾画。有研究应用功能影像识别 GTV 范围，但尚处在研究阶段。对于前列腺癌的转移灶行 SBRT 时，将影像学上可见的病灶作为 GTV 来勾画。

临床靶区（clinical target volume，CTV）：低危、极低危组只包括前列腺，中危组包括前列腺和 1cm 精囊根部，高危、极高危组包含前列腺外侵组织及紧邻前列腺约 2cm 的精囊腺范围，如果精囊腺受侵，则需包括全部的精囊腺。

计划靶区（planning target volume，PTV）：为 CTV 向各方向外放 5mm，但为减少直肠照射，向后方向仅外放 3mm。

危及器官：需勾画膀胱、直肠、尿道球、尿道、双侧股骨头、肠道等。

由于 MRI 对软组织的显示更清楚，必要时将 MRI 序列跟定位 CT 进行融合指导靶区勾画（图 10-8）。

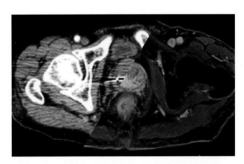

图 10-8　MRI 与定位 CT 进行融合指导靶区勾画

六、剂量分割模式

由于前列腺癌的 α/β 值（约 1.5Gy）低于周围正常组织器官（>3Gy），因此，根据 LQ 模型，前列腺癌采用大分割放疗可提高肿瘤控制率，减少晚期不良反应。SBRT 作为精准放疗的代表，开创了大分割放疗的先河。射波刀治疗局限性前列腺癌，按照 NCCN 指南推荐的 SBRT 方案如下：7.25～8Gy×5F，6.1Gy×7F。SBRT 治疗前列腺癌正在进行的Ⅲ期临床试验 PACE 研究所采用的剂量分割方式为：7.25Gy×5F，9.5Gy×4F。

射波刀治疗前列腺癌寡转移灶的剂量分割模式取决于病灶大小、位置、与危及器官的距离等因素。对于未毗邻危及器官的小病灶可采用单次 18～20Gy 照射的立体定向放射外科（stereotactic radiosurgery，SRS）技术。稍大的病灶可采用 8～10Gy×3F、6～8Gy×5F 等剂量分割方式。SBRT 治疗寡转移灶的剂量分割模式相对灵活，在满足周围正常组织的限量要求下，尽可能给予高剂量、低分次。

1. **图像融合**　将定位 CT 图像接入计划系统，若进行 MRI 融合则将 MRI 序列导入计划系统（图 10-9）。

2. **勾画靶区及危及器官**　局限性前列腺癌行 SBRT 时，GTV 一般不勾画，直接勾画 CTV、PTV、危及器官，其中危及器官需勾画膀胱、直肠、尿道球、尿

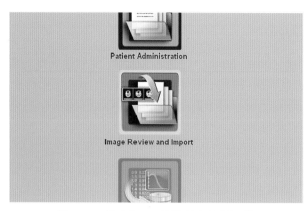

图 10-9　将定位 CT 图像接入计划系统

道、双侧股骨头、肠道等（图 10-10）。

3. **确认**　靶区和危及器官勾画结束后，上级医师进行确认，并确定靶区剂量及危及器官限量。

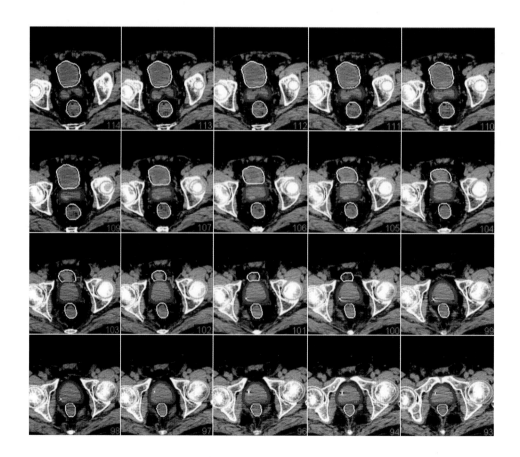

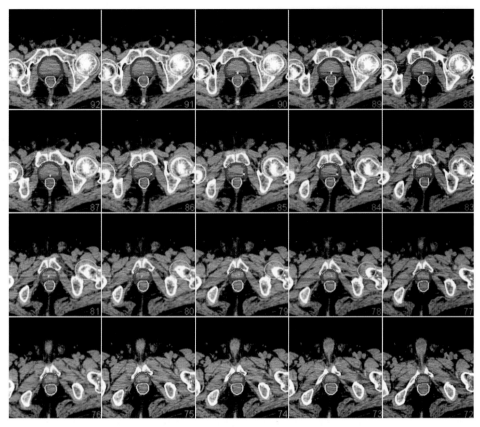

图 10-10　靶区和危及器官勾画

七、放疗计划设计

1. **优化**　将 CT 图像和靶区传输至主机，物理师进行计划设计，并进一步优化（图 10-11）。

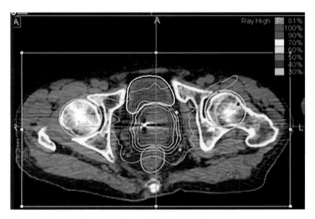

图 10-11　前列腺癌 SBRT 剂量分布图

2. **标准** 射波刀的计划要求可参考表 10-7 和表 10-8，该标准为Ⅲ期临床试验 PACE 研究所采用。

表 10-7 射波刀治疗前列腺癌的处方剂量要求

处方剂量	要求
PTV	$V_{36.25Gy} \geqslant 95\%$
CTV（前列腺）	$V_{40Gy} \geqslant 95\%$
CTV-PTV 外放	5mm，向后 3mm

注：CTV，临床靶区；PTV，计划靶区。

表 10-8 射波刀治疗前列腺癌的危及器官限量

危及器官	限量
直肠	$V_{18.1Gy} < 50\%$，$V_{29Gy} < 20\%$，$V_{36Gy} < 1cm^3$
膀胱	$V_{18.1Gy} < 40\%$，$V_{37Gy} < 10cm^3$（或 $V_{37Gy} < 5cm^3$）
前列腺部尿道（若可见）	$V_{42Gy} < 50\%$（选择性，非强制）
股骨头	$V_{14.5Gy} < 5\%$
阴茎球	$V_{29.5Gy} < 50\%$
肠管	$V_{18.1Gy} < 5cm^3$，$V_{30Gy} < 1cm^3$

八、医师确认计划

医师确认靶区处方剂量和危及器官限量达到要求后方可治疗（图 10-12）。

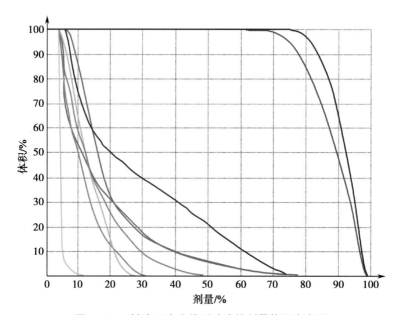

图 10-12 射波刀治疗前列腺癌的剂量体积直方图

九、治疗

为降低放疗反应,治疗前患者需做好膀胱和直肠准备,采用隔日治疗模式(图 10-13)。治疗期间每周复查血常规,及时记录并处理患者的不良反应。

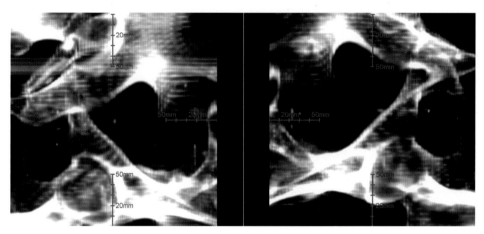

图 10-13 射波刀金标交互图

十、治疗后随访

建议患者在治疗后 1 年内每个月复查 PSA,联合内分泌治疗者,还需复查血清睾酮,1 年后每 2～3 个月随访一次,有不适及时就诊。

第七节 临 床 疗 效

赵宪芝等报道了射波刀治疗 133 例前列腺癌的 5 年随访结果,其中,分析了 10 例低危组、21 例预后良好型中危组、31 例预后不良型中危组、45 例高危组、26 例极高危组患者,结果显示,所有患者的 5 年生化无进展生存期(bPFS)为 83.6%,低危组、预后良好型中危组、预后不良型中危组、高危组、极高危组患者的 5 年 bPFS 分别为 87.5%,95.2%、90.5%、86.3% 和 61.6%。1 例患者出现 3 级急性泌尿系统不良反应,1 例患者出现 3 级慢性泌尿系统不良反应,未发现 4 级及以上不良反应发生。

关于 SBRT 与常规分割、大分割放疗的对比,目前关注最多的两个Ⅲ期临床试验为 PACE 研究和 HYPO-RT-PC 研究。

PACE-B 研究对比采用常规分割(conventionally fractionated,CF)或大分割(moderately hypofractionated,HF)放疗的 IMRT 和采用 SBRT 治疗低危、中危组前列腺癌的急性不良反应,结果显示:两组的≥2 级急性胃肠道不良反应无明显统计学差异（CF or HF *vs.* SBRT=12% *vs.*10%，*P*=0.38）；≥2 级急性泌尿系统不良反应无明显统计学差异（CF or HF *vs.* SBRT=27% *vs.*23%，*P*=0.16）；≥3 级急性胃肠道不良反应无明显统计学差异（CF or HF *vs.* SBRT=1% *vs.*<1%，*P*=0.37）；≥3 级急性泌尿系统不良反应无明显统计学差异（CF or HF *vs.* SBRT= 2% *vs.*2%，=0.47）。

HYPO-RT-PC 研究对比采用常规分割放疗的 IMRT 和采用 SBRT 治疗中危、高危组前列腺癌的有效性和安全性，结果显示：两组的 5 年无失败生存率，无明显统计学差异，为 84%（95%*CI* 80%～87%），调整后的风险比（HR）为 1.002（95%*CI* 0.758～1.325；Log-rank *P*= 0.99）。两组 5 年的≥2 级慢性泌尿系统不良反应发生率无明显统计学差异（SBRT *vs.* CF=5% *vs.*5%，*P*=1.00），5 年的≥2 级慢性胃肠道不良反应发生率无明显统计学差异（SBRT *vs.* CF=1% *vs.*4%，*P*=0.14），两组勃起功能障碍发生率无明显统计学差异，从基线的 70% 下降至 5 年时的 35%。

PACE 研究和 HYPO-RT-PC 研究初步结果表明，SBRT 与常规分割、大分割放疗的生化控制率相当，安全性无明显差异。

作为放疗领域的一项新兴技术，随着临床应用的逐步推广及相关研究的深入开展，射波刀将在前列腺癌治疗领域发挥越来越重要的作用（表 10-9）。

表 10-9　射波刀治疗前列腺癌的研究

研究	例数	剂量 / 分割	随访时间	疗效及毒性
高旭等（2014）	34	36.25～37.50Gy/5F	6 个月	治疗后 1、3、6 个月 PSA 中位数分别为 0.83μg/L、0.10μg/L、0.07μg/L，无 3 级以上毒性反应
Zhao X 等（2021）	133	34～37.5Gy/5F	中位数 57.7 个月	5 年的生存率、局部控制率、无进展生存率、生化无进展生存率分别为 93%、96.1%、88.1%、83.6%，2 例 3 级泌尿道毒性
Brand D H 等（2019）	常规组 432、大分割组 415	常规组 60～78Gy/20～39F、大分割组 7.25～36.25Gy/1～5F	中位数 12 个月	常规组 4 例胃肠道 3 级毒性、6 例泌尿道 3 级毒性、1 例泌尿道 3 级毒性，大分割组 1 例胃肠道 3 级毒性、8 例泌尿道 3 级毒性、2 例泌尿道 3 级毒性，两组毒性差异无统计学意义
Fransson P 等（2021）	常规组 582、大分割组 583	常规组 78Gy/39F、大分割组 42.7Gy/7F	中位数 48 个月	治疗结束时大分割组较常规组的胃肠道症状有统计学差异，治疗 6 年后两组毒性差异无统计学意义

注：F，分次；PSA，前列腺特异性抗原。

第八节 注 意 事 项

治疗执行时尽量采用金标追踪。部分患者可使用 Spacer 技术保护直肠。为保证精确实施治疗,需要做好膀胱管控。

(赵宪芝 张火俊 李 衮)

推荐阅读文献

[1] 高旭,施振凯,张火俊,等. 射波刀放疗治疗前列腺癌的临床经验. 中华泌尿外科杂志,2014,35(7):502-506.

[2] 赵宪芝,沈钰新,阳青松,等. 射波刀治疗前列腺癌寡转移灶的临床分析. 中华泌尿外科杂志,2017,38(6):453-456.

[3] BOIKE T P, LOTAN Y, CHO L C, et al. Phase Ⅰ dose-escalation study of stereotactic body radiation therapy for low-and intermediate-risk prostate cancer. J Clin Oncol, 2011, 29(15): 2020-2026.

[4] BRAND D H, TREE A C, OSTLER P, et al. Intensity-modulated fractionated radiotherapy versus stereotactic body radiotherapy for prostate cancer (PACE-B): acute toxicity findings from an international, randomised, open-label, phase 3, non-inferiority trial. Lancet Oncol.2019, 20(11): 1531-1543.

[5] DECAESTECKER K, DE MEERLEER G, LAMBERT B, et al. Repeated stereotactic body radiotherapy for oligometastatic prostate cancer recurrence. Radiat Oncol, 2014, 9(1): 135.

[6] DEMIRKOL M O, ACAR O, UCAR B, et al. Prostate-specific membrane antigen-based imaging in prostate cancer: impact on clinical decision making process. Prostate, 2015, 75(7): 748-757.

[7] FOWLER J F, TOMA-DASU I, DASU A. Is the α/β ratio for prostate tumours really low and does it vary with the level of risk at diagnosis?. Anticancer Res, 2013, 33(3): 1009-1011.

[8] FRANSSON P, NILSSON P, GUNNLAUGSSON A, et al. Ultra-hypofractionated versus conventionally fractionated radiotherapy for prostate cancer (HYPO-RT-PC): patient-reported quality-of-life outcomes of a randomised, controlled, non-inferiority, phase 3 trial. Lancet Oncol.2021, 22(2): 235-245.

[9] KATZ A J, SANTORO M, ASHLEY R, et al. Stereotactic body radiotherapy for organ-confined prostate cancer. BMC Urol, 2010, 10(1): 1.

[10] LOBLAW A, CHEUNG P, D'ALIMONTE L, et al. Prostate stereotactic ablative body radiotherapy using a standard linear accelerator: toxicity, biochemical, and pathological outcomes. Radiother Oncol, 2013, 107(2): 153-158.

[11] MADSEN B L, HSI R A, PHAM H T, et al. Stereotactic hypofractionated accurate radiotherapy of the prostate (SHARP), 33.5 Gy in five fractions for localized disease: first clinical trial results. Int J Radiat Oncol Biol Phys, 2007, 67(4): 1099-1105.

[12] NAHUM A E. The radiobiology of hypofractionation. J Clin Oncol, 2015, 27 (5): 260-269.

[13] OLIAI C, LANCIANO R, SPRANDIO B, et al. Stereotactic body radiation therapy for the primary treatment of localized prostate cancer. J Radiat Oncol, 2013, 2 (1): 63-70.

[14] SEISEN T, DROUIN S J, PHÉ V, et al. Current role of image-guided robotic radiosurgery (Cyberknife®) for prostate cancer treatment. BJU Int, 2013, 111 (5): 761-766.

[15] TAN T J, SIVA S, FOROUDI F, et al. Stereotactic body radiotherapy for primary prostate cancer: a systematic review. J Med Imaging Radiat Oncol, 2014, 58 (5): 601-611.

[16] TREE A C, KHOO V S, EELES R A, et al. Stereotactic body radiotherapy for oligometastases. Lancet Oncol, 2013, 14 (1): e28-e37.

[17] TUCHER S L, THAMES H D, MICHALSKI J M, et al. Estimation of alpha/beta for late rectal toxicity based on RTOG 94-06. Int J Radia Oncol Biol Phys, 2011, 81 (2): 600-605.

[18] ZHAO X, YE Y, YU H, et al. Five-year outcomes of stereotactic body radiation therapy (SBRT) for prostate cancer: the largest experience in China.J Cancer Res Clin Oncol. 2021, 147 (12): 3557-3564.

第十一章

金属标记植入

第一节 概　述

现代放疗技术不断进步,已进入图像引导的精准放疗时代。立体定向体部放疗(stereotactic body radiotherapy, SBRT)是现代放疗的重要组成部分,可达到消融肿瘤的效果,疗效与外科手术相当。其特点是单次放疗剂量大,次数少。随着单次剂量的加大,对放疗的精确性提出了更高要求,最大的挑战就是解决放疗过程中肿瘤运动的难题。金属标记(简称金标)植入是解决放疗时肿瘤追踪问题的有效方法。放疗前在肿瘤内或肿瘤周边植入金标,放疗时可通过金标追踪肿瘤运动,达到精准放疗的目的,减少对周边正常组织的放射损伤。研究显示金标追踪较邻近骨结构摆位可减少分次内误差,提高放疗的精确度。金标通常采用经皮穿刺的途径植入,部分手术后计划放疗的患者可在术中植入金标,少数金标亦可经动脉途径栓塞到特定器官。经皮穿刺金标植入简便易行,并发症发生率低,最为常用。可在 CT、超声、超声内镜等影像引导下进行,成功率可达89%～97%。近年来,王俊杰团队采用 3D 打印模板辅助 CT 引导下金标植入,显著提高了金标植入的精确度及缩短了操作时间。

第二节 金标介绍

目前常用的金标有圆柱形、球形、椭圆形或其他特殊结构的金标。材质通常为固态金属,如纯金、铂金或碳高分子聚合物,前两者最为常见,碳高分子聚合物金标理论上可减少剂量学的不确定性,但临床数据十分有限,有待进一步研究。市面可见的 Visicoil(IBA Dosimetry 公司)、Gold Anchor(Naslund Medical 公司)、EchoTip Ultra Fiducial Needle(Cook Medical 公司)、Loose Gold(Best Medical International 公司)及 Beacon FNF preloaded needle(Medtronic 公司),均为进口产品,见图 11-1。金标长度通常为 3～5mm,直径为 0.75～1.2mm。金标植入针大小一般为 18～22G。如 Gold Anchor 金标,为 95.5% 金与 0.5% 铁的合金,直径 0.28mm,长度有 10mm 及 20mm 两种规格,形状有球形及圆柱体。Visicoil 金标为纯金材质,为 0.35mm 直径圆柱体,长约 10mm。Loose Gold 金标为纯金圆柱体,直径有 0.8mm、1mm(长度包含 1.5mm、3mm、5mm 及 7mm)、

1.2mm（长度包含 3mm 及 5mm）3 种规格。需要根据实际需要选取。其中有些产品为预装在穿刺针内，用于缩短术中操作时间。国内尚无可用的商品化金标，部分医院采用手术钛夹、介入弹簧圈等替代。

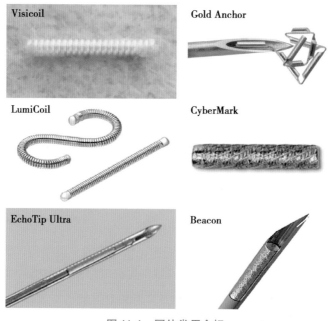

图 11-1　国外常用金标

各部位常用金标规格介绍如下：

一、肺癌 SBRT 金标

1. **规格**　直径 0.5～1.2mm，长度 3～5mm。
2. **形态**　圆柱体、弹簧圈、特殊结构。
3. **材料**　纯金，钛合金。
4. **植入针**　大小 18～22G。

二、消化系统肿瘤 SBRT 金标

1. **规格**　直径 0.75～1.2mm，长度 3～5mm。
2. **形态**　圆柱体、椭圆体、特殊结构。
3. **材料**　纯金。
4. **植入针**　大小 19～22G。

三、前列腺癌 SBRT 金标

1. **规格**　直径 0.5～1.5mm，圆柱形，长度 2～5mm。

2. **形态**　圆柱体、特殊结构。

3. **材料**　纯金。

4. **植入针**　大小 19G。

第三节　适应证及禁忌证

一、适应证

1. 年龄 18～80 岁，KPS≥70 分。

2. 病理诊断明确，拟行射波刀治疗。

3. 肿瘤直径≤5cm，全身无转移或寡转移（转移灶≤5 个）经积极治疗后转移灶稳定。

4. 有合适的穿刺路径。

二、相对禁忌证

1. 年龄 <18 岁或 >80 岁。

2. 肿瘤直径 >5cm。

3. 邻近大血管、气管或病灶内空洞、液化坏死。

4. 碘对比剂过敏，无法进行增强扫描。

三、禁忌证

1. **一般情况差**　KPS<60 分，预计生存期 <3 个月。

2. **合并症**　严重高血压、糖尿病、结缔组织病，感染活动期、免疫功能低下或脏器功能不全。

3. **出血倾向**　血小板 $<75×10^9/L$ 和凝血功能严重紊乱（凝血酶原时间 >18 秒，凝血酶原活动度 <40%）。

4. **基础肺功能差**　第一秒用力呼气容积（FEV_1）<50%/ 一氧化碳弥散量（D_LCO）<50% 或体位难以配合。

5. **其他**　病灶包绕气管、血管，无穿刺路径。

6. **肿瘤液化坏死**　预计金标位置无法保证。

第四节　治疗前准备

一、治疗前常规影像学检查

超声、CT 等明确肿瘤大小及位置，必要时行 MRI 扫描。

二、治疗前其他检验

血常规、尿常规、便常规、生化系列、凝血功能、术前免疫 8 项（乙肝血清标志物 5 项、丙型肝炎抗体、梅毒及艾滋病）。

三、材料及物品准备

一次性穿刺包、一次性无菌手套、穿刺针（18G）、2% 利多卡因、5ml 注射器、穿刺用 3D 打印模板及支架导航系统。

四、签署知情同意书

告知穿刺过程中可能出现出血、器官损伤等并发症，特殊告知金标移位风险及金标植入后无法取出等。

第五节　技术流程

一、技术流程

见图 11-2。

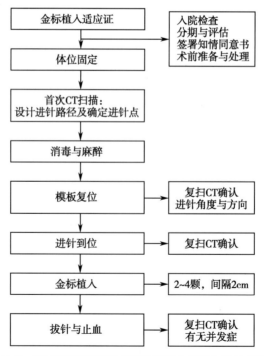

图 11-2　3D 打印模板辅助 CT 引导下金标植入的技术流程

二、具体步骤

1. 体位固定　患者取合适体位，依据肿瘤所在位置决定，一般采用仰卧、俯卧位或侧卧位。真空垫固定。安装穿刺支架与导航系统，心电血压监护（图 11-3）。

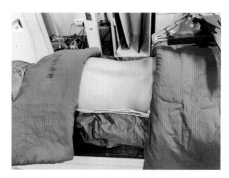

图 11-3　体位固定

2. 设计进针路径及确定进针点　平扫或增强 CT 扫描，层厚 5mm。一般扫描范围为至少包括肿瘤上下 5cm。在 CT 图像上设计进针路径，包括穿刺层面、进针角度、深度、方向等，与体表的交点即为穿刺点。根据所选穿刺层面的 CT 坐标数据，在激光定位线的引导下勾画体表标记线。标记线为十字交叉线，其中心即为进针点，并行体表标记（图 11-4）。

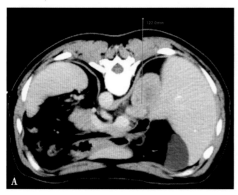
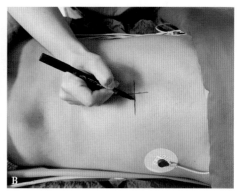

图 11-4　设计进针路径及确定进针点
A. 设计进针路径；B. 确定及标记体表进针点。

3. 消毒与麻醉　消毒，铺巾，采用 2% 利多卡因局部浸润麻醉。

4. 模板复位　安装模板导航架及模板。依照之前设计的进针路径，利用体表标记线、激光定位线及模板导航架上的水平仪，调整模板角度及进针角度。可先进针至皮下 1~2cm（图 11-5）。

5. 复扫 CT 确认进针角度与方向　再次 CT 扫描确认进针角度及方向与术前设计的针道是否一致，测量进针深度。

6. 进针到位　进针至预计深度，再次扫描 CT 验证进针角度及深度，确认是否到位。

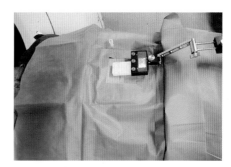

图 11-5　模板复位

7. **金标植入**   分别利用金标植入器植入金标 2～4 颗，间隔 2cm 左右。扫描 CT 确认金标位置（图 11-6）。

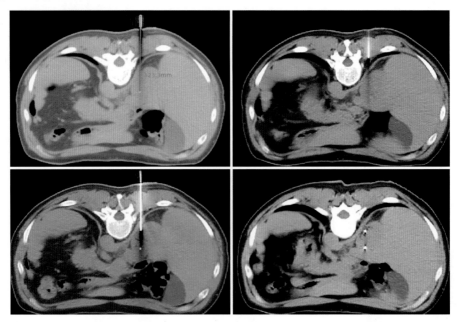

图 11-6   计划进针路径后，在 CT 引导下逐步进针，植入金标

8. **拔针及止血**   缓慢拔针至皮下，必要时可给予吸收性明胶海绵封堵针道，以防止出血及金标移位。局部加压包扎。

第六节   常见并发症及处理

1. **出血**   如为咯血，偏向患侧卧位，头高脚低。应用止血药物（垂体后叶激素、巴曲酶、氨甲苯酸、酚磺乙胺等）静脉推注或静脉滴注，如持续出血或出血量较大（＞500ml），应迅速补充血容量，必要时行内镜下止血或动脉造影明确责任血管，栓塞出血动脉，密切注意血压、脉搏变化。

2. **气胸**   少量气胸不超过 30% 时，患者无明显胸闷、憋喘等症状，可密切观察随诊，一般 4～14 天内可完全吸收；当肺压缩量超过 30% 时，患者症状严重时，一般需置放胸腔闭式引流。

3. **感染**   及时抗感染治疗，进行细菌培养及鉴定，按药敏试验结果应用抗生素。

4. **金标移位和迁移**   金标术后可发生移位或迁移，多数情况下无须特别干预，可严密观察，必要时重新植入金标。

5. **其他少见并发症**   如肺栓塞、空气栓塞、针道种植、神经损伤等，需个别特殊处理。

第七节 注　意　事　项

1. **停药** 使用影响凝血/血小板凝聚药物需停用足够时间（表 11-1）。

表 11-1 穿刺前药物停用时间

药物	低分子量肝素	阿司匹林	波立维	利伐沙班	华法林	贝伐单抗	安罗替尼	恩度
停用时间	24h	7～10d	7～10d	24h	5d	6周	7d	1d

2. **移位** 金标植入后 1 周内可能发生移位，射波刀定位时间在金标植入后 5～7 天。

3. **其他** 避免穿刺路径经过血管、大气管、肺大疱等。

（邱　斌　吉　喆　邓秀文）

推荐阅读文献

[1] BHAGAT N, FIDELMAN N, DURACK J C, et al. Complications associated with the percutaneous insertion of fiducial markers in the thorax. Cardiovasc Intervent Radiol. 2010, 33（6）: 1186-1191.

[2] CASUTT A, KINJ R, OZSAHIN E M, et al. Fiducial markers for stereotactic lung radiation therapy: review of the transthoracic, endovascular and endobronchial approaches. Eur Respir Rev. 2022, 31（163）: 210149.

[3] CITRIN D E. Recent Developments in Radiotherapy. N Engl J Med. 2017, 377（11）: 1065-1075.

[4] CORONEL E, SINGH B S, CAZACU I M, et al. EUS-guided placement of fiducial markers for the treatment of pancreatic cancer. VideoGIE. 2019, 4（9）: 403-106.

[5] JELIC S, SOTIROPOULOS G C, GROUP E G W. Hepatocellular carcinoma: ESMO clinical practice guidelines for diagnosis, treatment and follow-up. Ann Oncol. 2010, 21 Suppl 5: v59-v64.

[6] KERDSIRICHAIRAT T, SHIN E J. Role of endoscopic ultrasonography guided fiducial marker placement in gastrointestinal cancer. Curr Opin Gastroenterol. 2020, 36（5）: 402-408.

[7] TIMMERMAN R D, HERMAN J, CHO L C, et al. Emergence of stereotactic body radiation therapy and its impact on current and future clinical practice. J Clin Oncol. 2014, 32（26）: 2847-2854.

[8] VAN DER HORST A, WOGNUM S, DAVILA FAJARDO R, et al. Interfractional position variation of pancreatic tumors quantified using intratumoral fiducial markers and daily cone beam computed tomography. Int J Radiat Oncol Biol Phys. 2013, 87（1）: 202-208.

附录1

常见肿瘤 α/β 值

附表 1-1 常见肿瘤 α/β 值表

肿瘤类型	(α/β)/Gy	95% CI/Gy	相关研究
喉癌	14.5	4.9；24	Rezvani 等（1993）
声门癌	～13	—	Robertson 等（1993）
颊黏膜癌	6.6	2.9；∞	Maciejewski 等（1989）
扁桃体癌	7.2	3.6；∞	Maciejewski 等（1989）
鼻咽癌	16	−11；43	Lee 等（1995）
乳腺癌	4.6	1.1；8.1	START Trialists Group（2008）
非小细胞肺癌	8.2	7.0；9.4	Stuschke（2010）
食管癌	4.9	1.5；17	Geh 等（2006）
肝癌	13.4	9.5；17.3	Tai（2008）
直肠癌	4.9	−0.9；10.7	Suwinski（2007）
胰腺癌	10	—	Moraru 等（2012）
前列腺癌	1.1	−3.3；5.6	Bentzen 等（2005）
膀胱癌	13.0	2.5；69.0	Pos（2006）
皮肤癌	8.5	4.5；11.3	Trott 等（1984）
黑色素瘤	0.6	−1.1；2.5	Bentzen 等（1989）
脂肪肉瘤	0.6	−1.4；5.4	Thames（1986）
横纹肌肉瘤	2.8	—	Timmerman（2002）

注：生物效应剂量（BED）$=nd \times [1+d/(\alpha/\beta)]$，2Gy/ 次照射的等效剂量（EQD$_2$）$=nd(d+\alpha/\beta)/(2+\alpha/\beta)$，其中 n 为分次数，d 为分次剂量。

（江　萍　田素青　王　强　李　敏）

附录2

立体定向体部放疗正常组织限量

附表 2-1　立体定向体部放疗正常组织剂量限值(英国共识)

组织		1F		3F		5F		8F	
		理想剂量	最低剂量	理想剂量	最低剂量	理想剂量	最低剂量	理想剂量	最低剂量
中枢神经系统									
视神经	最大剂量 ($0.1cm^3$)	—	<8Gy	—	<15Gy	—	<22.5Gy	—	—
耳蜗	平均剂量	4Gy	<9Gy	—	<17.1Gy	—	<25Gy	—	—
脑干 (非延髓)	最大剂量 ($0.1cm^3$)	<10Gy	<15Gy	<18Gy	<23.1Gy	<23Gy	<31Gy	—	—
脊髓 (含延髓)	最大剂量 ($0.1cm^3$)	<10Gy	<14Gy	<18Gy	<21.9Gy	<23Gy	<30Gy	<25Gy	<32Gy
	D_{1cm^3}	<7Gy	—	<12.3Gy	—	<14.5Gy	—	—	—
马尾、骶丛	最大剂量 ($0.1cm^3$)	—	<16Gy	—	<22Gy	—	<32Gy	—	—
	D_{5cm^3}	—	<14Gy	—	<24Gy	—	<30Gy	—	—
正常脑组织 (全脑 GTV)	D_{10cm^3}	<12Gy							
	$D_{50\%}$	<5Gy							
晶体	最大剂量 ($0.1cm^3$)	<1.5Gy							
眼眶	最大剂量 ($0.1cm^3$)	<8Gy							
胸部危及器官									
臂丛	最大剂量 ($0.5cm^3$)	—	—	<24Gy	<26Gy	<27Gy	<29Gy	<27Gy	<38Gy
心脏	最大剂量 ($0.5cm^3$)	—	—	<24Gy	<26Gy	<27Gy	<29Gy	<50Gy	<60Gy
(支)气管	最大剂量 ($0.5cm^3$)	—	—	<30Gy	<32Gy	<32Gy	<35Gy	<32Gy	<44Gy
正常肺组织	V_{20Gy}	—	—	—	<10%	—	<10%	—	10%

续表

组织		1F 理想剂量	1F 最低剂量	3F 理想剂量	3F 最低剂量	5F 理想剂量	5F 最低剂量	8F 理想剂量	8F 最低剂量
胸壁	最大剂量（0.5cm³）	—	—	<37Gy	—	<39Gy	—	<39Gy	—
	D30cm³	—	—	<30Gy	—	<32Gy	—	<35Gy	<31Gy
大血管	最大剂量（0.5cm³）	—	—	—	<45Gy	—	<53Gy	—	—
消化系统危及器官									
十二指肠	最大剂量（0.5cm³）	—	—	—	<22.2Gy	—	<35Gy	—	—
	D1cm³	—	—	—	—	<33Gy	—	—	—
	D5cm³	—	—	—	<16.5Gy	<25Gy	—	—	—
	D9cm³	—	—	—	—	<15Gy	—	—	—
	D10cm³	—	—	—	<11.4Gy	—	<25Gy	—	—
胃	最大剂量（0.5cm³）	—	—	—	<22.2Gy	<33Gy	<35Gy	—	—
	D5cm³	—	—	—	—	<25Gy	—	—	—
	D10cm³	—	—	—	<16.5Gy	—	<25Gy	—	—
	D50cm³	—	—	—	—	<12Gy	—	—	—
小肠	最大剂量（0.5cm³）	—	—	—	<25.2Gy	<30Gy	<35Gy	—	—
	D5cm³	—	—	—	<17.7Gy	<25Gy	—	—	—
	D10cm³	—	—	—	—	—	<25Gy	—	—
胆总管	最大剂量（0.5cm³）	—	—	<50Gy	—	<50Gy	—	—	—
食管	最大剂量（0.5cm³）	—	—	—	<25.2Gy	<32Gy	<34Gy	—	<40Gy
大肠	最大剂量（0.5cm³）	—	—	—	<28.2Gy	—	<32Gy	—	—
直肠	最大剂量（0.5cm³）	—	—	—	<28.2Gy	—	<32Gy	—	—
正常肝组织	V10Gy	—	—	—	—	<70%Gy	—	—	—
	平均剂量	—	—	—	—	<13Gy	<15.2Gy	—	—
	D50%	—	—	<15Gy	—	—	—	—	—
	D≥700cm³	—	—	<15Gy	<19.2Gy	—	—	—	—
肾（单/双侧）	平均剂量	—	—	—	—	<10Gy	—	—	—
	D≥200cm³	—	—	—	<16Gy	—	—	—	—

续表

组织		1F 理想剂量	1F 最低剂量	3F 理想剂量	3F 最低剂量	5F 理想剂量	5F 最低剂量	8F 理想剂量	8F 最低剂量
如果只有一个肾，或单侧肾平均剂量>10Gy	V_{10Gy}	—	—	—	—	<10%	<45%	—	—
盆腔危及器官（非前列腺放疗时）									
膀胱	D_{15cm^3}	—	—	—	<16.8Gy	—	<18.3Gy	—	—
膀胱	最大剂量（0.5cm³）	—	—	—	<28.2Gy	—	<38Gy	—	—
阴茎球体	D_{3cm^3}	—	—	—	<21.9Gy	—	<30Gy	—	—
阴茎球体	最大剂量（0.5cm³）	—	—	—	<42Gy	—	<50Gy	—	—
输尿管	最大剂量（0.5cm³）	—	—	—	<40Gy	—	<45Gy	—	—
前列腺放疗危及器官									
直肠	$D_{50\%}$	—	—	—	—	—	<18.1Gy	—	—
直肠	$D_{20\%}$	—	—	—	—	—	<29Gy	—	—
直肠	D_{1cm^3}	—	—	—	—	—	<36Gy	—	—
前列腺尿道	$D_{50\%}$	—	—	—	—	<42Gy	—	—	—
膀胱	$D_{40\%}$	—	—	—	—	—	—	—	—
膀胱	V_{37Gy}	—	—	—	—	<5cm³	<10cm³	—	—
股骨头	$D_{5\%}$	—	—	—	—	—	<14.5Gy	—	—
阴茎球体	$D_{30\%}$	—	—	—	—	—	<29.5Gy	—	—
睾丸	避免照射								
肠	D_{5cm^3}	—	—	—	—	—	<18.1Gy	—	—
肠	D_{10cm^3}	—	—	—	—	—	<30Gy	—	—
其他组织器官									
皮肤	最大剂量（0.5cm³）	—	—	<33Gy	—	<39.5Gy	—	—	—
皮肤	D_{10cm^3}	—	—	<30Gy	—	<36.5Gy	—	—	—
股骨头	D_{10cm^3}	—	—	<21.9Gy	—	<30Gy	—	—	—

注：F，分次；GTV，大体肿瘤体积。D_{1cm^3}、D_{3cm^3}、D_{5cm^3}、D_{9cm^3}、D_{10cm^3}、D_{15cm^3}、D_{30cm^3}、D_{50cm^3} 分别指 1cm³、3cm³、5cm³、9cm³、10cm³、15cm³、30cm³、50cm³ 的体积接受的最大照射剂量；$D_{5\%}$、$D_{20\%}$、$D_{40\%}$、$D_{50\%}$ 分别指 5%、20%、40%、50% 的体积接受照射的剂量；V_{10Gy}、V_{20Gy}、V_{37Gy} 分别指接受 10Gy、20Gy、37Gy 剂量的体积。

附表 2-2 立体定向体部放疗正常组织剂量限值(AAPM TG101)

器官类型	器官名称	剂量类型	体积	剂量 /Gy	观测终点(≥3 级)
SRS 分割（1 次）					
串行组织	臂丛神经	最大剂量	—	<17.5	神经炎
		体积	<3cm³	14	
	脑	体积	<10cm³	10	脑部病变
	脑干	最大剂量	—	<15	脑神经炎
		体积	<0.5cm³	10	
	耳蜗	最大剂量	—	<9	听力减退
	视觉通路	最大剂量	—	<10	神经炎
		体积	<0.2cm³	8	
	支气管①	最大剂量	—	<13.3	狭窄 / 瘘
		体积	<0.5cm³	12.4	
	食管①	最大剂量	—	<15.4	食管狭窄 / 瘘
		体积	<5cm³	11.9	
	大血管	最大剂量	—	<37	动脉瘤
		体积	<10cm³	31	
	心脏	最大剂量	—	<22	心包炎
		体积	<15cm³	16	
并行组织	全肺（左肺和右肺）	豁免体积	>1 000cm³	7.4	肺炎
		豁免体积	>1 500cm³	7	
串行组织	肋骨	最大剂量	—	<30	疼痛或骨折
		体积	<1cm³	22	
	气管	最大剂量	—	<20.2	狭窄 / 瘘
		体积	<4cm³	10.5	
	胃	最大剂量	—	<12.4	溃疡 / 瘘
		体积	<10cm³	11.2	
	十二指肠①	最大剂量	—	<12.4	溃疡
		体积	<5cm³	11.2	
		体积	<10cm³	9	
	空肠 / 回肠①	最大剂量	—	<15.4	肠炎 / 肠梗阻
		体积	<5cm³	11.9	
并行组织	肝脏	豁免体积	>700cm³	9.1	肝功能异常
	肾皮质（左侧和右侧）	豁免体积	>200cm³	8.4	肾功能异常

续表

器官类型	器官名称	剂量类型	体积	剂量 /Gy	观测终点(≥3 级)
串行组织	肾门 / 肾动静脉干	体积	66%	<10.6	高血压
	结肠①	最大剂量	—	<18.4	结肠炎 / 瘘
		体积	<20cm³	14.3	
	膀胱壁	最大剂量	—	<18.4	膀胱炎 / 瘘
		体积	<15cm³	11.4	
	马尾	最大剂量	—	<16	神经炎
		体积	<5cm³	14	
	股骨头	体积	<10cm³	14	股骨头坏死
	阴茎球体	最大剂量	—	<34	勃起障碍
		体积	<3cm³	14	
	直肠①	最大剂量	—	<18.4	直肠炎 / 瘘
		体积	<20cm³	14.3	
	骶丛神经	最大剂量	—	<16	神经病变
		体积	<5cm³	14.4	
	皮肤	最大剂量	—	<26	溃疡
		体积	<10cm³	23	
	脊髓	最大剂量	—	<14	脊髓炎
		体积	<0.35cm³	10	
		体积	<1.2cm³	7	

SBRT 分割（3 次）

器官类型	器官名称	剂量类型	体积	剂量 /Gy	观测终点(≥3 级)
串行组织	臂丛神经	最大剂量	—	<24	神经炎
		体积	<3cm³	20.4	
	脑	最大剂量	—	<23.1	脑部病变
	脑干	体积	<0.5cm³	18	脑神经炎
		最大剂量	—	<17.1	
	耳蜗	最大剂量	—	<17.4	听力减退
	视觉通路	体积	<0.2cm³	15.3	神经炎
		最大剂量	—	<23.1	
	支气管①	体积	<0.5cm³	18.9	狭窄 / 瘘
		最大剂量	—	<25.2	
	食管①	体积	<5cm³	17.7	食管狭窄 / 瘘
		最大剂量	—	<45	
	大血管	体积	<10cm³	39	动脉瘤
		最大剂量	—	<30	
	心脏	体积	<15cm³	24	心包炎
		豁免体积	>1 000cm³	12.4	

续表

器官类型	器官名称	剂量类型	体积	剂量 /Gy	观测终点(≥3 级)
并行组织	全肺 （左肺和右肺）	豁免体积	>1 500cm³	11.6	肺炎
		最大剂量	—	<36.9	
串行组织	肋骨	体积	<1cm³	28.8	疼痛或骨折
		体积	<30cm³	30	
	气管	最大剂量	—	<30	狭窄 / 瘘
		体积	<4cm³	15	
	胃	最大剂量	—	<22.2	溃疡 / 瘘
		体积	<10cm³	16.5	
	十二指肠①	最大剂量	—	<22.2	溃疡
		体积	<5cm³	16.5	
		体积	<10cm³	11.4	
	空肠 / 回肠①	最大剂量	—	<25.2	肠炎 / 肠梗阻
		体积	<5cm³	17.7	
并行组织	肝脏	豁免体积	>700cm³	19.2	肝功能异常
	肾皮质 （左侧和右侧）	豁免体积	>200cm³	16	肾功能异常
串行组织	肾门 / 肾动静脉干	体积	66%	<18.6	高血压
	结肠①	最大剂量	—	<28.2	结肠炎 / 瘘
		体积	<20cm³	24	
	膀胱壁	最大剂量	—	<28.2	膀胱炎 / 瘘
		体积	<15cm³	16.8	
	马尾	最大剂量	—	<24	神经炎
		体积	<5cm³	21.9	
	股骨头	体积	<10cm³	21.9	股骨头坏死
	阴茎球体	最大剂量	—	<42	勃起障碍
		体积	<3cm³	21.9	
	直肠①	最大剂量		<28.2	直肠炎 / 瘘
		体积	<20cm³	24	
	骶丛神经	最大剂量	—	<24	神经病变
		体积	<5cm³	22.5	
	皮肤	最大剂量	—	<33	溃疡
		体积	<10cm³	30	
	脊髓	最大剂量	—	<21.9	脊髓炎
		体积	<0.35cm³	18	
		体积	<1.2cm³	12.3	

续表

器官类型	器官名称	剂量类型	体积	剂量/Gy	观测终点(≥3级)
SBRT 分割(5次)					
串行组织	臂丛神经	最大剂量	—	<30.5	神经炎
		体积	<3cm³	27	
	脑	最大剂量	—	<31	脑部病变
	脑干	体积	<0.5cm³	23	脑神经炎
		最大剂量	—	<25	
	耳蜗	最大剂量	—	<25	听力减退
	视觉通路	体积	<0.2cm³	23	神经炎
		最大剂量	—	<33	
	支气管①	体积	<0.5cm³	21	狭窄/瘘
		最大剂量	—	<35	
	食管①	体积	<5cm³	19.5	食管狭窄/瘘
		最大剂量	—	<53	
	大血管	体积	<10cm³	47	动脉瘤
		最大剂量	—	<38	
	心脏	体积	<15cm³	32	心包炎
		豁免体积	>1 000cm³	13.5	
并行组织	全肺(左肺和右肺)	豁免体积	>1 500cm³	12.5	肺炎
		最大剂量	—	<43	
串行组织	肋骨	体积	<1cm³	35	疼痛或骨折
		最大剂量	—	<40	
	气管	体积	<4cm³	16.5	狭窄/瘘
		最大剂量	—	<32	
	胃	体积	<10cm³	18	溃疡/瘘
		最大剂量	—	<32	
	十二指肠①	体积	<5cm³	18	溃疡
		体积	<10cm³	12.5	
		最大剂量	—	<35	
	空肠/回肠①	体积	<5cm³	19.5	肠炎/肠梗阻
		豁免体积	>700cm³	21	
并行组织	肝脏	豁免体积	>200cm³	17.5	肝功能异常
	肾皮质(左侧和右侧)	体积	66%	<23	肾功能异常

续表

器官类型	器官名称	剂量类型	体积	剂量/Gy	观测终点(≥3级)
串行组织	肾门/肾动静脉干	最大剂量	—	<38	高血压
	结肠①	体积	<20cm³	25	结肠炎/瘘
		最大剂量	—	<38	
	膀胱壁	体积	<15cm³	18.3	膀胱炎/瘘
		最大剂量	—	<32	
	马尾	体积	<5cm³	30	神经炎
		体积	<10cm³	30	
	股骨头	最大剂量	—	<50	股骨头坏死
	阴茎球体	体积	<3cm³	30	勃起障碍
		最大剂量	—	<38	
	直肠①	体积	<20cm³	25	直肠炎/瘘
		最大剂量	—	<32	
	骶丛神经	体积	<5cm³	30	神经病变
		最大剂量	—	<39.5	
	皮肤	体积	<10cm³	36.5	溃疡
		最大剂量	—	<30	
	脊髓	体积	<0.35cm³	23	脊髓炎
		体积	<1.2cm³	14.5	

注：SRS，立体定向放射外科；SBRT，立体定向体部放疗。最大剂量："点"体积定义为 0.035cm³ 或更小。

①器官管壁剂量限值。

（江　萍　韩骐蔓　郭　峰　邓秀文）

附录 3

脊髓损伤分级

附表 3-1　Frankel 脊髓损伤分级(脊髓损伤严重程度的评级标准)

分级	临床表现
A	损伤平面以下深浅感觉完全丧失
B	损伤平面以下深浅感觉完全消失, 仅存某些骶区感觉
C	损伤平面以下仅有某些肌肉运动功能, 无有用功能存在
D	损伤平面以下肌肉功能不完全, 可扶拐行走
E	深浅感觉、肌肉功能及大小便功能良好, 可有病理反射

（江　萍　徐　飞　郭　峰　肖　瑶）

附录 4

ECOG 评分

附表 4-1 ECOG 评分表

评分	体力状态
0 分	活动能力完全正常，与起病前活动能力无任何差异
1 分	能自由走动及从事轻体力活动，包括一般家务或办公室工作，但不能从事较重的体力活动
2 分	能自由走动及生活自理，但已丧失工作能力，日间不少于一半时间可以起床活动
3 分	生活仅能部分自理，日间一半以上时间卧床或坐轮椅
4 分	卧床不起，生活不能自理
5 分	死亡

（江 萍 姜玉良 王 强 肖 瑶）

附录 5

射波刀定位申请单

北京大学第三医院肿瘤放疗科
射波刀 CT/MRI 定位申请单

预约时间：

病案号：

患者信息 Patient information

姓名 Name	性别 Gender	体重　kg Weight	出生　　年　　月　　日 Birthday	
拼音 Phoneticize	身份证号 ID		电话 Tel.	
定位部位 Fixed-position	□脑部 Brain	□头颈部 Neck	□胸部 Thorax	
	□腹部 Abdomen	□盆腔 Pelvis	□肢体 Limbs	
	□椎体（C/T/L/S）Spine	□其他：_____Others		
疾病分类 Disease classify	□中枢神经系统 Central nerve system	□消化系统 Digestive system	□头颈 Head and neck	
	□骨或软组织 Bone or soft tissue	□淋巴瘤 Lymphoma	□乳腺 Breast	
	□女性生殖 Female reproductive	□泌尿生殖 Urogenital	□皮肤及恶性黑色素瘤 Skin and melanoma	
	□胸部 Thorax	□良性病 Benign disease	□儿童肿瘤 Children	
	□其他：_____ Others			
临床诊断 Clinical diagnosis				

定位扫描条件 Fixed-scan condition

定位体位 Position	1 □头向机架 Head in	□脚向机架 Foot in		
	2 □仰卧 Supine	□俯卧 Prone	□左侧卧 L-lateral	□右侧卧 R-lateral
	3 □其他 Others			
定位方式 Fixator	□U 型面网 U-panel	□S 型头颈肩网 S-panel	□体网 Body panel	
	□乳腺托架 Bracket	□真空垫 Vacuum pad	□其他＿＿＿＿ Others	
扫描方式 Scan protocol	□平扫 Routine scan	□增强一期 Enhance scan Ⅰ	□增强二期 Enhance scan Ⅱ	
	□延时 Delay scan	□呼吸门控 Respiratory gating		
扫描范围				

（江　萍　姜玉良　邓秀文）

附录6
射波刀治疗单

北京大学第三医院射波刀治疗单
Peking University Third Hospital Cyberknife Sheet

姓名（Name）：_____ 性别（Gender）：_____ 年龄（Age）：_____

临床诊断（Clinical diagnosis）：_____

临床病理分期（Clinical/Pathological stage）：T_____N_____M_____期

家庭地址1（Address）：_____ 邮编：_____

家属地址2（Address）：_____ 邮编：_____

工作单位（Work unit）：_____ 邮编：_____

联系电话1（Phone）：_____

联系电话2（Phone）：_____

联系电话3（Phone）：_____

电子邮箱（Email）：_____

首诊医生：_____ 主管医生：_____

开始时间（Start date）：_____年____月____日 结束时间（Ending date）：_____年____月____日

患者是否知晓病情：□是；□否

治疗靶区	位置	总剂量/分次	治疗间隔
PTV1			
PTV2			
PTV3			

特殊医嘱：

_____

是否植入金标：□是；□否

金标植入数：□1；□2；□3；□4　实际应用个数□1；□2；□3；□4

未全部应用原因：

_____

引导方式：□金标；□椎体；□颅骨；□同步呼吸；□肺

患者体位：□仰卧；□俯卧；□头向机架；□脚向机架

固定方式：□U型面网；□S型头颈肩网；□体网；□真空垫

固定头枕：□A枕；□B枕；□C枕；□D枕；□E枕；□F枕；□无

患者治疗是否截图：□是；□否　　未截图原因：

_____

患者影像是否扫描：□是；□否　　未扫描原因：

_____

患者是否已经收费：□是；□否　　患者是否踩脚踏：□是；□否

是否告知患者治疗后注意事项及复查时间：□是；□否

治疗记录									
次数	日期	操作者签字	首次校准误差						医生签字
			LFT / RGT	ANT / POS	INF / SUP	LFT / RGT	H-UP / Dwn	CW / CCW	
1									
2									
3									
4									
5									
6									
7									
8									
9									
10									

（江　萍　姜玉良　邱　斌）